脳波・誘発電位検査
ポケットマニュアル

正門由久・髙橋　修・石郷景子 編

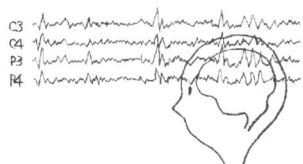

Pocket Manual of
Electroencephalogram
and
Evoked Potential Test

JN050438

医歯薬出版株式会社

This book is originally published in Japanese
under the title of :Nouha Yuhatu Denni

Nouha Yūhatu Denni Kensa Poketto Manyuaru
(Pocket Manual of Electroencephalogram and Evoked Potential Test)

Editors :
Masakado, Yoshihisa et al.
  Professor,
  Department of Rehabilitation Medicine
  Tokai University School of Medicine

© 2021 1st ed.
ISHIYAKU PUBLISHERS, INC
  7-10, Honkomagome 1 chome, Bunkyo-ku,
  Tokyo 113-8612, Japan

まえがき

　神経生理検査は，神経や筋の活動を電気現象として生体の機能を推測し，疾患や障害の診断，評価，治療へ補助的に役立てることを目的としています．この神経生理検査は技術への依存が大きく，より信頼性の高い検査データを得るためには，神経生理学のみならず，電気工学的な知識や技術も必要となります．

　本書は，2013 年に初版を発行した『神経伝導検査ポケットマニュアル』の姉妹版として企画されました．今回は脳波検査，誘発電位検査から得られた波形を正しく解析し，さらなるステップアップを目指す臨床検査技師や医師を読者対象としてまとめられています．

　本書の大きな特徴は，検査現場へ手軽に持参できるポケットサイズでありながら，脳波検査，誘発電位検査において必要な知識と技術を十分に網羅していることです．さらには近年，話題となっている術中モニタリング検査，睡眠検査，経頭蓋磁気刺激検査も盛り込みました．

　基礎から臨床および技術の内容は，卓越した技術と長年の臨床経験をもつ執筆陣により，すぐにでも実践できる内容としてまとめられています．また，豊富な写真や図をもとに初級者にもわかりやすい解説となっています．

　今後は，高齢化による関連疾患の増加や法的脳死判定検査など，ますます神経生理検査の需要は高まるものと予想されます．検査データに責任をもてる高い"専門性"の発揮が望まれるなか，本書がその役割を大きく前進させることを期待しています．

2021 年 6 月

正門由久

髙橋　修

石郷景子

目 次

総論編

執筆者一覧

●編 集

正門由久（まさかどよしひさ）　東海大学医学部リハビリテーション科
髙橋 修（たかはしおさむ）　済生会東神奈川リハビリテーション病院検査科
石郷景子（いしごうけいこ）　大垣市民病院医療技術部診療検査科

●執 筆 （五十音順）

【医師】
飯田幸治（いいだこうじ）　広島大学医学部脳神経外科
太田克也（おおたかつや）　恩田第二病院
香川幸太（かがわこうた）　広島大学大学院医系科学研究科脳神経外科学
金村英秋（かねむらひであき）　東邦大学医療センター佐倉病院小児科
唐澤秀治（からさわひではる）　初富保健病院脳神経外科
城所博之（きどころひろゆき）　名古屋大学医学部附属病院小児科
重藤寛史（しげとうひろし）　九州大学大学院医学研究院保健学部門検査技術科学分野
髙木俊輔（たかぎしゅんすけ）　東京医科歯科大学大学院医学系研究科精神行動医科学分野
田中雅大（たなかまさはる）　名古屋大学大学院医学系研究科小児科学
内藤 寛（ないとうゆたか）　日本赤十字社伊勢赤十字病院脳神経内科
夏目 淳（なつめじゅん）　名古屋大学大学院医学系研究科小児科学
原 恵子（はらけいこ）　原クリニック
正門由久（まさかどよしひさ）　編集に同じ

【臨床検査技師】
石郷景子（いしごうけいこ）　編集に同じ
宇城研悟（うしろけんご）　松阪市民病院中央検査室
長田美智子（おさだみちこ）　竜王共立診療所検査室
片山雅史（かたやままさふみ）　純真学園大学保健医療学部
木崎直人（きざきなおと）　杏林大学医学部付属病院臨床検査部
酒田あゆみ（さかた）　九州大学病院検査部
杉山邦男（すぎやまくにお）　東邦大学医療センター大森病院臨床生理機能検査部
高嶋浩一（たかしまこういち）　宇都宮記念病院生理検査部
髙橋 修（たかはしおさむ）　編集に同じ
高橋 修（たかはしおさむ）　東邦大学医療センター佐倉病院生理検査部
三浦祥子（みうらしょうこ）　広南病院検査部
水野久美子（みずのくみこ）　名古屋市立大学大学院医学研究科新生児小児医学分野
山内孝治（やまうちたかはる）　大隈病院医療技術部

総論編

脳波検査と誘発電位検査を始める前に

1—検査における心構え

　生理検査は，患者に直接接して行う検査であり，医師と臨床検査技師の両者が携わる分野である．したがって臨床検査技師は，医師と十分な信頼関係をもち，精度の高い検査記録を報告する責任があり，相応の知識と技術が要求される．神経生理検査は神経や筋の活動を電気現象としてとらえ，生体の機能を推測し，診断や障害の評価，治療に役立てることを目的とする．しかし，得られるデータは検査者の技術に大きく依存し，信頼性の高いデータを得るには，神経生理学のみならず電気工学的な知識や技術も必要とされる．

2—脳波検査における臨床検査技師の役割

　脳波検査は脳の電気活動を記録し，てんかんやその他の脳疾患の診断，予後判定などに有用である．また，法的脳死判定に必須であり，重要性は高い．

　臨床検査技師の役割は，アーチファクトの排除を行い，判読に耐えうる波形と依頼医師の目的を把握した報告をすることである．また，スムーズに記録することは大切であるが，判読に対する努力も怠ってはならない．そうすることで臨床的知識が得られるとともに，医師との信頼関係を築くことができる．

3—大脳誘発電位検査

　大脳誘発電位検査は，感覚刺激が受容器に入力されてから大脳皮質に到達するまでの部位で記録される，一過性の電位変動の検査である．検査は脳神経外科，小児科などで広く用いられ，術中モニタリングに利用されている．記録される電位はきわめて微少であるため，アーチファクト対策が臨床検査技師の重要な責務となる．

4—検査依頼からレポート作成まで

検査担当者は依頼検査項目に基づき，既往歴，臨床症状，理学所見などの検査に必要な情報を収集し，不明な点は医師に確認する．これらの情報収集は，後のレポート作成においても重要となる．

5—精度の高い検査のために

神経生理検査における精度や信頼性は，検査担当者の知識と技術に大きく依存する．医師の依頼を単にマニュアル通りに実施するのではなく，依頼された検査によって「何がわかるのか」を把握し，さらに依頼の目的（何を知りたいのか，どのような情報を望んでいるのか）を十分理解したうえで検査をすることが大切である．

参考文献

1）柳澤信夫・柴崎　浩：神経生理を学ぶ人のために．医学書院，1990.
2）松浦雅人：臨床神経生理検査の実際．新興医学出版社，2007.

（髙橋　修）

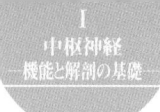

中枢神経
─機能と解剖の基礎─

1─中枢神経

　脊椎動物では，脳と脊髄が**中枢神経**となる（図 1-1）．つま

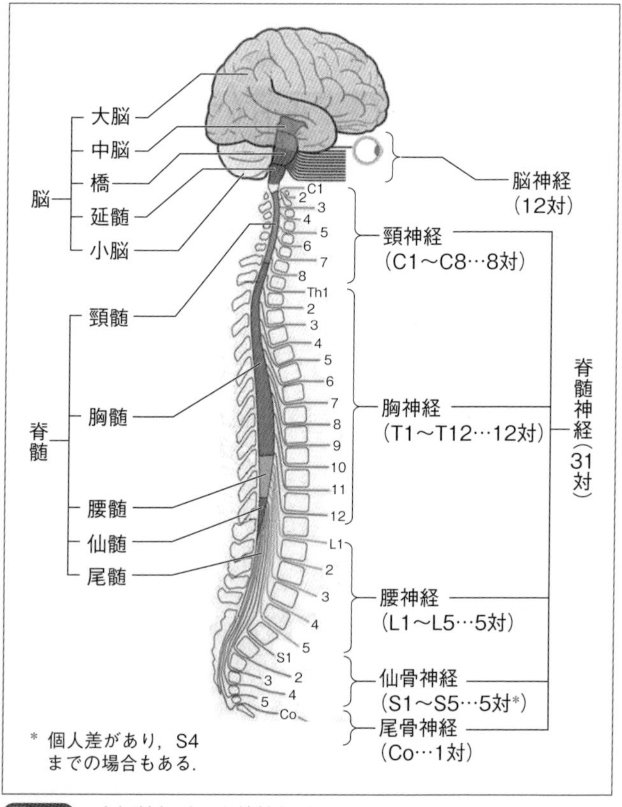

大脳
中脳
橋
延髄
小脳
脳

頸髄
胸髄
腰髄
仙髄
尾髄
脊髄

C1
2
3
4
5
6
7
Th1
2
3
4
5
6
7
8
9
10
11
12
L1
2
3
4
5
S1
2
3
4
5
Co

脳神経
（12対）

頸神経
（C1〜C8…8対）

胸神経
（T1〜T12…12対）

腰神経
（L1〜L5…5対）

仙骨神経
（S1〜S5…5対*）

尾骨神経
（Co…1対）

脊髄神経（31対）

* 個人差があり，S4
　までの場合もある．

図 1-1　中枢神経系と末梢神経系

り中枢神経とは，神経系のなかで多数の神経細胞が集まって大きなまとまりになっている領域といえる．

一方，全身に分散している部分は**末梢神経**という．脳は頭蓋腔のなかにあり，脊髄は背側の体腔に位置する．どちらも髄膜に覆われている．また，脳は頭蓋骨，脊髄は脊椎骨に守られている．

神経はさまざまな情報を中枢（脳，脊髄）や末梢（身体の各器官）に伝える働きをする．代表的なものに，大脳からの運動指令を骨格筋などへ伝える**運動神経**や感覚受容器でとらえた情報を大脳へ伝える**感覚神経**などがある．中枢から末梢へ情報を伝える経路を**遠心路**といい，末梢から中枢へ情報を伝える経路を**求心路**という．運動神経は遠心路，感覚神経は求心路である．

中枢神経系は末梢からの刺激による反射中枢として働き，機能を統合する．また，脳は記憶，情動，意志決定などの機能ももつ．脳内には多くの血管が分布しているが，脳の毛細血管は末梢の血管に比べて物質の選択性が高く，グルコースやグルタミンなど，血管から脳へ通過できる物質の種類が限定されており，これを**血液脳関門**と呼ぶ．脳や脊髄は**脳脊髄液**と呼ばれる液体によって包まれている．脳脊髄液は脳脊髄を保護し，栄養や代謝物を運ぶ．また，脳脊髄液は脊椎穿刺によって採取し，疾患などの診断にも用いられる．

大脳の重量は成人では約 1,400 g 程度で，左右の半球に分かれている．その表面には多くの溝（中心溝，外側溝，頭頂後頭溝など）が存在し，**前頭葉，頭頂葉，側頭葉，後頭葉**に分かれている．

1. 大脳皮質

大脳表面の皮質は約 140 億個の**神経細胞**から構成され，それらの神経細胞がシナプスによって複雑に結びつき神経回路網を形成する．神経細胞の周囲にはグリア細胞があり，神経細胞に栄養を与え，その構造を保つのに役立っている．

2. 大脳皮質の構造

大脳皮質は 2〜3 mm の厚さで，6 層構造をもつ．存在するニューロンの種類や神経線維の密度は層により異なる．層構造

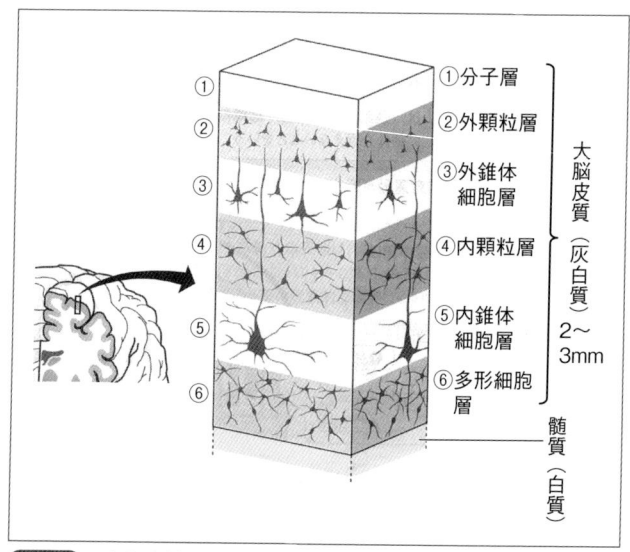

図1-2 大脳皮質の6層構造

（図中ラベル）
① ①分子層
② ②外顆粒層
③ ③外錐体細胞層
④ ④内顆粒層
⑤ ⑤内錐体細胞層
⑥ ⑥多形細胞層

大脳皮質（灰白質）2〜3mm

髄質（白質）

は，①**分子層**，②**外顆粒層**，③**外錐体細胞層**，④**内顆粒層**，⑤**内錐体細胞層**，⑥**多形細胞層**の6層からなる（**図1-2**）．

3. 機能円柱（コラム）構造

　大脳皮質，特に感覚野では，同じ働きをするニューロンが円柱状（直径0.5 mm程度）に多く集まり，機能円柱（コラム）の形成がみられる．機能局在についてみると大脳皮質はその部分によって全く異なる機能を分担している．ブロードマンは，皮質を細胞構築学的に約52の領域に分類した．これらの領域はそれぞれ異なった機能をもっている．

4. 前頭葉

　大脳の中心溝より前頭部を**前頭葉**という（**図1-3**）．中心溝の前部にあるブロードマンの4野は一次運動野で，Betzの錐体細胞からの遠心性線維は運動線維に接続し，**錐体路**と呼ばれる．

　右半球の運動野は左半身の運動をコントロールし，左半球の

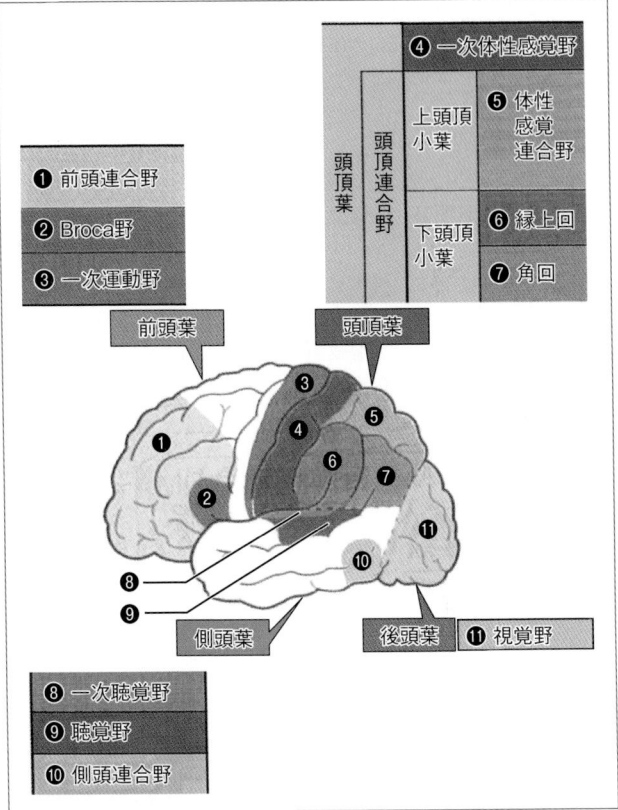

図 1-3 脳の解剖図

運動野は右半身の運動をコントロールする．また運動野の部位によって身体のどの部分（顔，手，足など）の運動をコントロールするか決まっている．この左右対称性や身体の部位による機能局在は感覚野でも同様である．複雑な運動を行う際には，適切な運動を準備する**高次運動野**（運動前野，補足運動野）と運動の実行を指令する**一次運動野**が協調して働いている．

　前頭連合野（前頭前野）の機能は，言語や数字などの抽象的な概念をもち，判断，思考，計画，企画，創造，注意，行動，

コミュニケーションなどの高度な分析や判断を行う，最も重要なところである．44野はBrocaの中枢と呼ばれる運動言語中枢で，多くのヒトで左半球にある．

5. 頭頂葉

頭頂葉は，中心溝，頭頂後頭溝，シルビウス溝を境界として，それぞれ前頭葉，後頭葉，側頭葉と接している（図1-3）．身体各部の体性感覚が入力する体性感覚野は，中心溝の直後の中心後回に存在する．視床を介して，身体の感覚（皮膚，深部感覚）線維の活動を受け，身体各部からの感覚情報を処理している．頭頂連合野は，大脳皮質の他の情報で受け取った視覚・聴覚・体性感覚などを統合・認識することになり，物体の識別や空間認知を行う．頭頂連合野で統合された情報は前頭連合野に送られ，ここで適切な計画が行われる．

6. 側頭葉

側頭葉は，大脳皮質外側側面のシルビウス溝より下の部分に存在し，一次聴覚野で，聴覚情報を処理する（図1-3）．聴覚野，側頭連合野，言葉を理解するために重要なウェルニッケ中枢という聴覚言語中枢の4つの領域に分けられる．

7. 後頭葉

後頭葉は，側頭葉の後方で，頭頂葉の後下方にあるが，それらとの境界は不明瞭である（図1-3）．一次視覚野から五次視覚野に分けられる．二次視覚野から五次視覚野の前方にあるため視覚前野と呼ばれる．視覚前野では，視覚情報を受け，視覚の連合野で処理を行う．

8. 辺縁系

辺縁系は大脳の内側にあり，帯状回，梨状葉，後眼窩回，海馬，島などを含み，自律機能，嗅覚，情動，記憶，本能などに関与している．扁桃体は外界からの感覚情報に対して，有益・有害，快・不快などの判断を行い，自律神経・内分泌・骨格筋系による身体的な反応や行動，喜怒哀楽などの感情的な反応を引き起こす．海馬とその周辺部位は，脳内のあらゆる部位と情

報の連絡があり，記憶の形成に重要な役割を果たしている．

　脳は右脳と左脳に分かれており，両者は脳梁線維によって結びつけられている．それぞれの半球が反対側の身体の運動や感覚情報を処理しているだけではない．多くのヒトの言語中枢は左脳にあり，一般的に左脳は言語的な思考，右脳は非言語的，空間的，映像的な思考を司るといわれている．

2—大脳基底核

　尾状核，被殻，淡蒼球，視床下核（扁桃核，中隔核），前障，ルイ体，黒質，赤核を含む終脳皮質下の部分を**大脳基底核**という（**図 1-4**）．尾状核と被殻を合わせ**線条体**という．大脳基底核は錐体外路系として運動のコントロールを行っている．大脳基底核には 2 つの重要な経路がある．

(1) 被殻を介する経路

　前運動野と体性感覚野からの線維は被殻を経由し，淡蒼球，視床を経て運動野と前運動野へ投射している．この経路は複雑な運動のコントロールに重要であると考えられている．

(2) 尾状核を介する経路

　前運動野や連合野からの線維は尾状核，淡蒼球，視床を介して前頭前野，前運動野などに投射している．

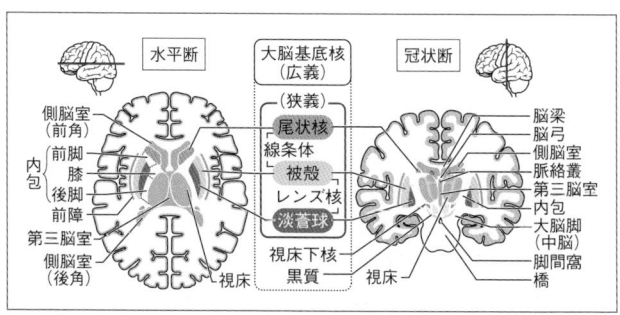

図 1-4　大脳基底核

3—視床・視床下部

　視床は情報の中継点であり，嗅覚を除く感覚情報は視床で中継され，脳の各部位でその情報が処理される．また，運動野や大脳基底核・小脳などと連絡し，運動の制御に関与する核もある．

　視床下部は視床の前下方にある小さな領域であるが，自律神経系，内分泌系の中枢として働いており，身体のホメオスターシスの調節に関与している．すなわち，体温調節や睡眠・覚醒，摂食・摂水，性行動など生命活動の調節に中心的な役割を果たす．

　視床下部外側には空腹中枢，視床下部内側には満腹中枢がある．これらの中枢は血中グルコースやアミノ酸などに反応すると考えられており，食事をとることによって満腹中枢が刺激されると満腹感が生じ，摂食をやめる．また，体温調節中枢があり，血液の温度をモニターして体温のコントロールを行っている．

　前視床下部には温熱中枢，後視床下部には寒冷中枢がある．視床下部は怒り，恐怖，喜びなど情動の発現に関与している．また，下垂体，腎臓，子宮，乳腺などの機能を調節するホルモンを分泌している．

4—脳幹　中脳・橋・延髄

　脳幹は，中脳・橋・延髄から構成される．上方には大脳，背側には第4脳室を挟んで小脳があり，下方では脊髄につながっている．

　中脳は前脳と菱脳の間にあり，第3，4脳神経核，大脳脚，黒質，被蓋，中脳蓋などである．大脳脚は皮質脊髄路の経路である．黒質はメラニンを含む黒灰色の核で運動機能に関与し，視床や基底核へ信号を伝達する．被蓋には赤核があり，協調運動に重要である．中脳蓋は上丘と下丘に分かれ，上丘は動くものを眼で追うなどの視覚的な注意に関与し，下丘は聴覚情報の伝達に関与している．中脳には光反射，眼瞼，角膜反射などの中枢がある．

橋は中枢および末梢からの神経線維経路や中継点となっている．橋には第Ⅴ神経核や第Ⅵ，Ⅶ，Ⅷ神経核（延髄との境界）がある．

延髄は腹側部に錐体があり，錐体路の経路となっている．錐体の外側にはオリーブがあり，オリーブ核がある．また，第Ⅸ，Ⅹ，Ⅺ，Ⅻ神経核がある．延髄には，心拍数を調節する心臓中枢，血管を収縮・拡張させる血管運動中枢，呼吸を調節する呼吸中枢などがある．

脳幹網様体は，中脳から延髄の正中付近，背側に存在する．明確な神経核構造を形成していないが，神経細胞体が多数存在しており，多シナプス性のニューロン連絡網を形成している．運動や姿勢，バランスの調節などの運動調節，心血管系や呼吸中枢による生命の維持，感覚信号を受けて大脳皮質を賦活する系による意識レベルの保持，身体への痛覚情報の入力の阻止などを行っている．

5—小脳

小脳は脳幹の背側にあり，後頭蓋窩に位置する．小脳は脳幹（中脳・橋・延髄）と3つの大きな**線維束**（それぞれ上・中・下小脳脚）でつながっている．上小脳脚には主に出力線維が，中・下小脳脚には主に入力線維が通る．左右の小脳半球と虫部からなり，小脳半球は前葉と後葉に分かれている．小脳は厚い皮質層と樹状の髄質より構成されている．小脳皮質は外側の分子層と内側の顆粒層からなり，分子層には特徴的な形態のプルキンエ細胞が1列に並んでいる．この細胞の軸索突起は大脳皮質や脳幹へ遠心性線維を送っている．

小脳は運動の調節や協調を行っている．大脳からの運動のシグナルは脊髄を下行して筋に伝達され，そのフィードバック情報が筋の受容器から中枢へ伝達されている．小脳のプルキンエ細胞はこれらの情報を比較し，運動が意図どおりに行われているかを解析する．両者に乖離があれば大脳皮質や脳幹にシグナルを送り，運動を補正している．四肢体幹の動きの調節や，平衡・眼球運動の調節も行っている．

6—脊髄

　脊髄は脊椎管（背骨）のなかにある（**図1-1**）．脊髄の外側は**白質**と呼ばれ，神経線維からできており，この部分を通してさまざまな情報が伝達される．内側には**灰白質**と呼ばれる部位があり，神経細胞体からできている．白質はさらに腹側の**前索**，外側にある**側索**，および背側の**後索**に分けられる．一方，灰白質は腹側の**前角**，外側の**側角**，および背側の**後角**に分けられる．

　脊髄は**頸髄**（8分節），**胸髄**（12分節），**腰髄**（5分節），**仙髄**（5分節）からなり，それぞれの髄節から，末梢に脊髄神経が伸びている．脳から伸びてきた脊髄は第1腰椎（L1）〜第2腰椎（L2）あたりで終わっており，以降は神経線維の束のみが並行している．これらは馬の尻毛に似ていることから，**馬尾**，**馬尾神経**と呼ばれている．

　前角にある神経細胞からは前根を通して**遠心性（運動性）神経線維**が脊髄から出ていき，逆に末梢からの感覚情報は後根という**求心性（感覚性）神経線維**となって後角に入る．後根には脊髄神経節がある．

　脊髄の白質には，末梢から脳へ感覚情報などを伝達する**上行性伝導路**と脳から末梢へ運動指令などを伝達する**下行性伝導路**がある．

(1) 上行性伝導路
①**脊髄視床路**：温痛覚，痛覚，触覚などを伝達する．側索を上行する．
②**脊髄小脳路**：筋などからの情報を小脳へ伝達する．この情報は協調運動に必要な小脳からのフィードバックに使われる．
③**薄束，楔状束**：手足の位置，動きなどの深部感覚が後索で伝えられる．

(2) 下行性伝導路
①**皮質脊髄路**：大脳皮質運動野の皮質第5層にあるBetzの錐体細胞より始まり，錐体交叉を通って反対側の脊髄を下行する．またこの経路は錐体路と呼ばれ，手足の運動をコントロー

ルする.

②**赤核脊髄路**：赤核より起こり，反対側の脊髄を下行し，屈筋の運動をコントロールする.

③**網様体脊髄路**：脳幹網様体より起こり，バランスや姿勢の維持のために上下肢の筋をコントロールする.

④**前庭脊髄路**：前庭神経核より起こり，脊髄を下行する．前庭器官からの情報によって身体のバランスを保つように筋にシグナルを送る.

⑤**視蓋脊髄路**：上丘から起こり，対側の脊髄を下降する．視覚や聴覚刺激に対する頸部の運動をコントロールする.

伝導路の多くは脊髄内または延髄の錐体交叉で情報が反対側へ伝えられる.

1. 反射

たとえば，熱いものに手や足が触れると，「熱い」と意識する前に手足をそれから遠ざけることがある．このように何らかの刺激によって受容器が興奮し，その興奮が，それを感じたり意識したりすることがなく効果器（筋）に至る現象を**反射**という．この反射の情報を処理する場所を**反射中枢**といい，また反射の起こる経路を**反射弓**という.

反射には，

①**単シナプス反射**：反射弓が2個のニューロン（1つのシナプス）で構成されているもの

②**多シナプス反射**：反射弓が2個以上のシナプスで構成されているもの

がある.

2. 脊髄反射

(1) 伸張反射

単シナプス反射で筋伸張による刺激が脊髄内の運動ニューロンに達して筋の収縮を起こすことである．膝蓋腱反射などは，大腿四頭筋の腱をたたくと腱に引っ張られて筋が伸張し，筋内の伸張受容器である筋紡錘が興奮する．この興奮によって生じたシグナルがⅠa神経線維を通って後根から脊髄へ入る．さらに脊髄の前角内で運動ニューロンとシナプス結合を介して信号

が伝達され，この運動刺激が大腿四頭筋を刺激して収縮させる．

(2) 屈曲反射

四肢の皮膚を刺激すると屈筋がすばやく収縮し，刺激から四肢を遠ざけようとすることである．この反射は危険から身を守るための防衛反射である．

強い刺激を受けると同側の肢の屈曲だけではなく，反対側の肢の伸展が起こる．これを**交叉性伸展反射**と呼ぶ．屈曲反射は多くのシナプスを介した多シナプス反射である．

（正門由久）

●コラム：国産第一号の臨床用脳波計

　1924年，ドイツの精神科医ハンス・ベルガーは人間の脳の電気現象を記録し，その後1933年にイギリスのエイドリアンらによって脳波の存在が証明された．1930年代にはドイツのトニーや米国のグラスなどの技術者が，脳波計の原型を開発した．日本では1930年代から脳波計の研究が行われ，1951年に東京大学工学部阪本研究室の指導を受けた三星電機（三栄測器）が国産第一号の臨床用脳波計を製造し，日本大学文学部心理学教室に納入した．

　脳波計は蓄電池式，真空管増幅式，インク書き記録式の2チャンネルで，木製筐体であったことから「木製号」と称された．開発にあたっては，ハムが入って記録計は振り切れて動作しないなど，ノイズに対する苦労がかなりあったと紹介されている．

　わが国における脳波研究の礎となった「木製号」は千葉県印西市にある印西市立印旛医科器械歴史資料館に展示されている．もし機会があれば脳波の原点を訪ねてみてはいかがだろうか．

（髙橋　修）

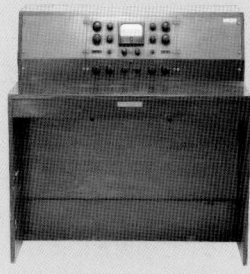

脳波計（国産第一号）
(印西市立印旛医科器械歴史資料館
HPより引用)

神経生理検査の基礎

1—脳波・大脳誘発電位検査に必要な神経生理の知識

神経における情報の伝達は，神経細胞より生じる活動電位が軸索を伝播して行われる．したがって神経の状態を評価するためには，その電気生理学と伝導の基礎を理解しておくことが必要である．

神経生理の基礎として，ニューロンとシナプス，膜の電位と活動電位の発生，電位の伝播として活動電位の伝導と容積伝導について理解することが必要である．

2—ニューロンとシナプス

ニューロンは，脳から末梢神経における，すべての神経組織に存在する．電気的インパルスとして情報を身体全体に伝達する典型的なニューロンは，細胞体，樹状突起および軸索から構成される．ニューロンの形状のうち，細胞核が存在する部分が細胞体で，その周囲に樹状突起がある．

細胞体は，細胞核などの細胞小器官が集中し，樹状突起と軸索が会合する部位である．樹状突起は細胞体から出ている突起状の構造であり，他のニューロンからの情報を神経細胞に伝達する役割をする．

細胞体からは他の細胞へ情報を出力するための軸索が伸びており，末端部などで分枝を出し，その情報は軸索終末で多くのニューロンに連絡する．ニューロンとニューロンの接点はシナプスと呼ばれ，一方向性に情報を伝達する（図2-1）．

3—情報伝達とシナプス後電位

情報伝達は電気的インパルスとして軸索末端まで伝播したあと，シナプス前細胞とシナプス後細胞によって形成されたシナ

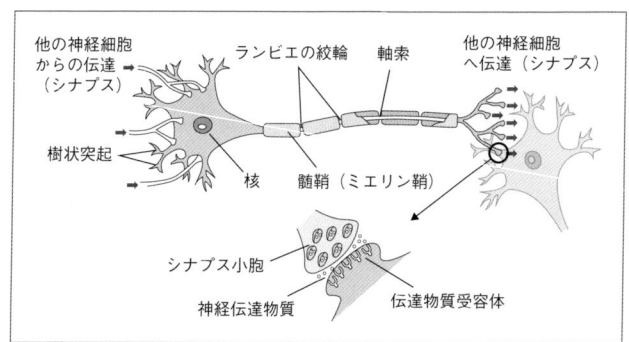

他の神経細胞
からの伝達
（シナプス）　　　　　ランビエの絞輪　　軸索　　　　他の神経細胞
　　　　　　　　　　　　　　　　　　　　　　　　　へ伝達（シナプス）

樹状突起　　　　　　　核　　髄鞘（ミエリン鞘）

シナプス小胞

神経伝達物質　　　　　伝達物質受容体

図 2-1　神経細胞とシナプス

プス間隙において神経伝達物質による化学的信号に変換して，
シナプス後細胞に伝達する．

　シナプス前細胞の軸索末端は，こぶ状に膨らんで終末とな
り，神経伝達物質は，その先端にあるシナプス小胞から放出さ
れる．

　神経伝達物質には，アセチルコリン，エピネフリン，セロト
ニンなどがあり，シナプス後細胞に到達後，信号を興奮または
抑制する．

4─情報伝達

①　電気的インパルスがシナプス前細胞の軸索末端まで伝わる
と電位依存性**カルシウム（Ca^{2+}）チャネル**が開く．
②　カルシウムイオンがシナプス小胞の細胞膜に関与し，神経
伝達物質が**シナプス間隙**に放出される．
③　シナプス後細胞にある受容体（レセプター）に放出された
神経伝達物質が関与して電位依存性 Na$^+$チャネルが開く．
④　ナトリウムイオン（Na$^+$）の流れによって細胞膜内の電位
が＋になり，静止膜電位が上昇して脱分極が起こる（**図 2-2**）．

※興奮性シナプスにグルタミン酸などが達した場合は，**興奮性
　シナプス後電位**（Excitatory Post Synaptic Potential：EPSP）が
　発生し，GABA やグリシンなどを含む抑制性シナプスに塩

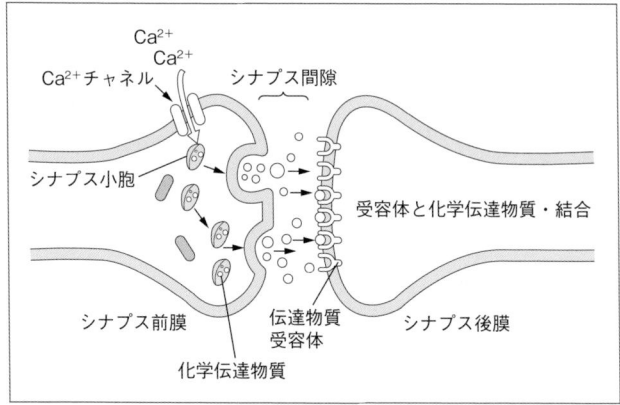

図 2-2 シナプス間隙の情報伝達

素（Cl⁻）などのマイナスイオンが達した場合は静止膜電位
が下降して過分極が起こり，**抑制性シナプス後電位**（Inhibitory Post Synaptic Potential：IPSP）が発生する．

5—静止膜電位

　静止膜電位とは，ニューロンが活動電位を発生していない状
態で，神経細胞の細胞内電位が細胞外電位に対する電位差のこ
とであり，細胞外を 0 mV とした場合の細胞内における相対的
な電位である．

　細胞内は（−）に帯電しており，仮に静止状態で細胞内外を
電線で接続すると，細胞外（＋）から細胞内（−）へ電流が流
れる．

　静止膜電位のメカニズムは，神経細胞の内と外でイオン濃度
に差があり，内側は**カリウムイオン（K⁺）**，外側は**ナトリウム
イオン（Na⁺）**が多く存在する（**図 2-3a**）．

　細胞膜上に細胞内と細胞外の物質をイオン濃度の高いほうか
ら低いほうに細胞膜を通して移動させる場所があり，それぞれ
電位依存性カリウムチャネル，電位依存性ナトリウムチャネル
と呼ぶ．このように細胞膜が特定のイオンのみを透過する性質
が膜の選択的透過性である．

17

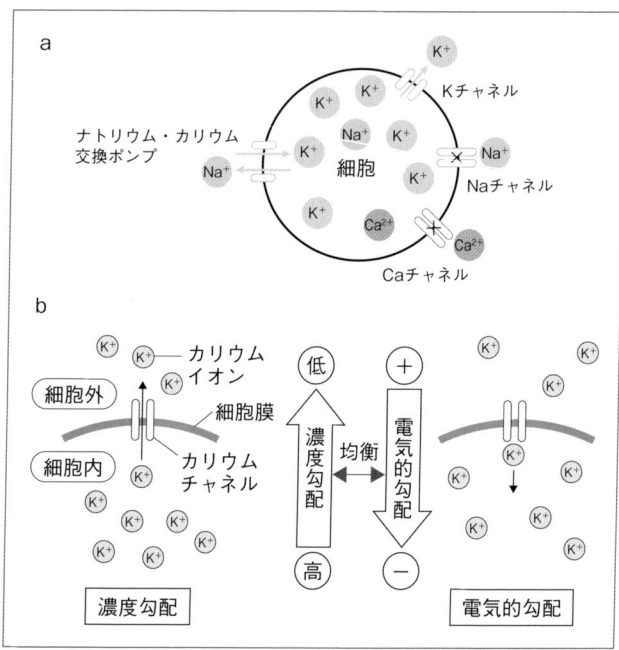

図 2-3 静止膜電位

　神経細胞は，開いている電位依存性カリウムチャネルによって，最終的に外側が（＋），内側が（－）で生じた電位差が約－70 mV となり，この電位をカリウムイオン（K$^+$）の**平衡電位**という．ナトリウム・カリウム交換ポンプは，細胞外に多く移動した K$^+$を細胞内に，細胞内に多く移動した Na$^+$を細胞外に戻す働きがあり，それにより静止膜電位を構築している（**図2-3b**）．

6─活動電位

　神経細胞の膜電位は，電気的インパルスを他の細胞に伝達する際に静止膜電位が（＋）に変化し，ある一定の電位（閾値）を超えたときに電位依存性カリウムチャネルが閉じ，電位依存性ナトリウムチャネルが開いて，ナトリウムイオン（Na$^+$）が

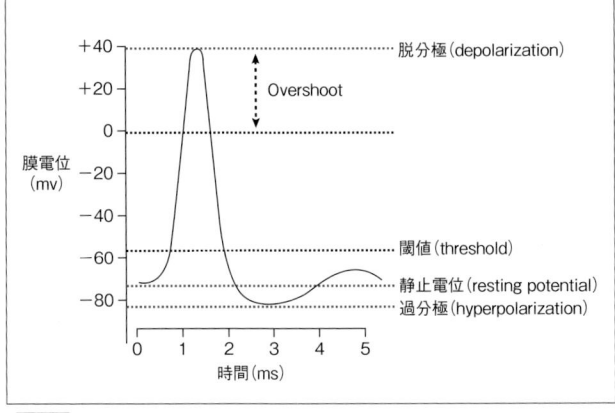

図 2-4　活動電位（一過性膜電位変化）

細胞膜の内側に入り脱分極する（**図 2-4**）.

　電位依存性ナトリウムチャネルは通常閉じているが, 脱分極によって開口し, ナトリウムイオン（Na⁺）が電気的勾配により細胞内に一気に流入する. そして膜電位が + 50 mv 程度まで上昇し, 細胞膜内外の電位が瞬間的に逆転する.

　脱分極することで開口した電位依存性ナトリウムチャネルは, 静止膜電位に戻るために 1 ms で閉口し, ナトリウムイオン（Na⁺）を通さなくなる不活性化という機能がある（**図 2-5a**）. そして, 電位依存性カリウムチャネルによってカリウムイオン（K⁺）を細胞外へ排出し, 細胞内電位を静止膜電位に戻す再分極が行われ, ナトリウム・カリウム交換ポンプが濃度勾配を回復する（**図 2-5b**）.

※電位依存性ナトリウムチャネルの活動電位発生直後は, 電位変化に反応できる状態に戻っていないため, 膜電位が閾値を超えてもチャネルが開口して活動電位が生じることはない（**不応期**）.

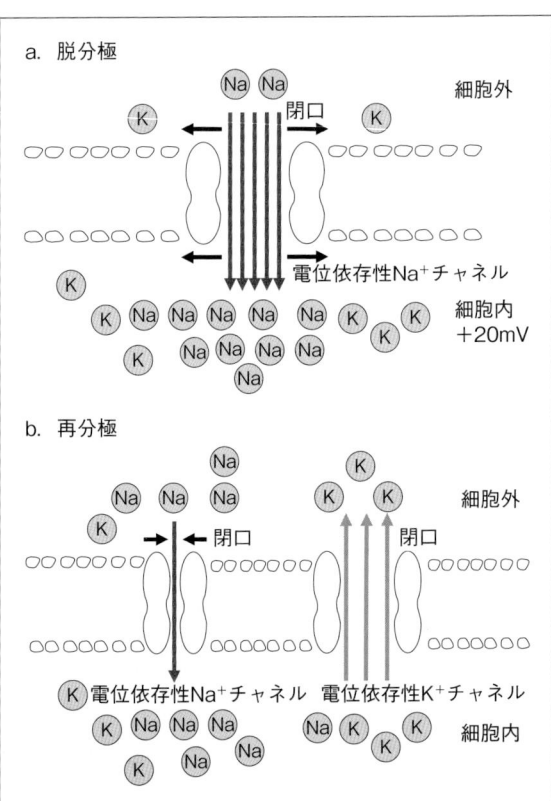

図 2-5 脱分極と再分極

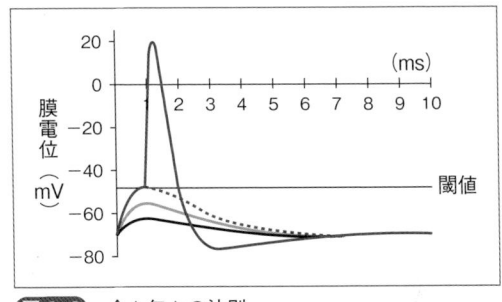

図2-6 全か無かの法則

7―全か無かの法則

　電位依存性ナトリウムチャネルは，開口する電位変化があると急激に電位の上昇が起こる．この電位の上昇を起こす脱分極を閾値（threshold）と呼び，到達すると細胞膜内外が電位逆転となる．しかし，閾値に到達しなければ静止膜電位に戻り，電位変化は起こらない．したがって，細胞膜の電位変化は，閾値に到達するかしないかによって，膜電位が起こるか，起こらないかのいずれかとなる．このことを**全か無かの法則**（all-or-none theory）と呼ぶ（**図2-6**）．

8―活動電位の伝導

　活動電位の伝導は，軸索上の一点が刺激され，電位変化が閾値を超えると細胞膜の興奮が起こる．興奮部位における電位の上昇は，隣接する軸索部分に局所電流が生じて脱分極が起こり，この繰り返しにより活動電位が次々に移動する．

　跳躍伝導は，活動電位が軸索を跳びながら伝達することであり，軸索に巻きついて絶縁する髄鞘が関与し，情報伝達を早く，かつエネルギーの消費を抑えている（**図2-7**）．

　神経線維には髄鞘が巻かれている**有髄線維**と，巻かれていない**無髄線維**がある（**表2-1**）．

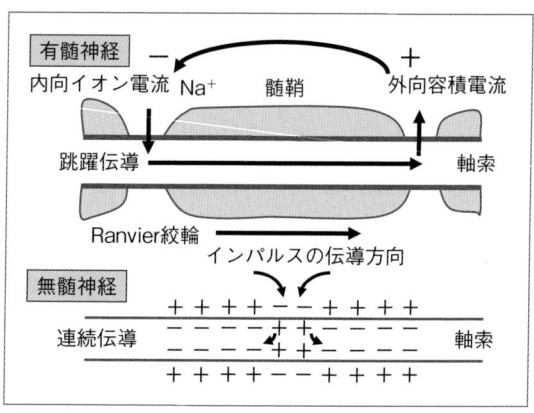

図 2-7 有髄神経と無髄神経の興奮電動の機序

表 2-1 神経線維の種類

	線維の分類 Gasser Lloyd		直径 (μm)	伝導速度 (m/s)	主な機能
有髄線維	Aα	Ⅰa, Ⅰb	13-22	70-120	運動, 筋固有知覚
	Aβ	Ⅱ	8-13	40-70	触覚, 運動覚
	Aγ		4-8	5-40	触覚, 圧覚, 筋紡錘遠心系
	Aδ	Ⅲ	1-4	5-15	痛覚, 温覚, 冷覚, 圧覚
自律神経	B		1-3	3-14	節前自律神経
無髄線維	C	Ⅳ	0.2-1	0.2-2	痛覚, 温冷覚, 嗅覚

9—大脳誘発電位における近接電場電位と遠隔電場電位

大脳誘発電位の波形解釈は, 波形の消失や潜時の延長をみることによって, 障害の部位と程度が把握できる. また, 波形の成り立ちは生体が容積導体であることから, 発生する**近接電場電位**（near-field potential）と**遠隔電場電位**（far-field potential）を理解することが必要である.

体性感覚誘発電位における近接電場電位は, 電位の発生源と体表面の探査電極が近い場合に記録される電位であり, 単極誘導では陰性の電位として記録される. 一方, 遠隔電場電位は, 探査電極から遠い部位で発生した電位である.

生体は容積導体であり, 遠隔電場電位は**容積伝導**（volume

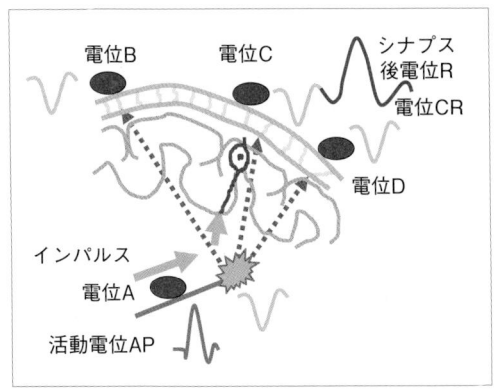

図 2-8　近接電場電位と遠隔電場電位

conduction）によって脳全体に広く分布しているため，頭部外に基準電極を置くことで陽性の電位として記録される．インパルスが神経線維を伝導し，電位 A の直下を通るとき活動電位（AP）が記録される．そして神経線維が屈曲などの変化をする点で陽性電位を生じ，容積導体を介し（点線），遠隔電場電位として頭皮上の全電極から記録される（電位 B，C，D）．

　大脳皮質感覚野に到達したインパルスは，シナプスを介してシナプス後電位の**皮質反応**（CR）を生じさせる（**図 2-8**）．

参考文献

1）柳澤信夫・柴﨑　浩：神経生理を学ぶ人のために．医学書院，1990.
2）松浦雅人：臨床神経生理検査の実際．新興医学出版社，2007.

　　　　　　　　　　　　　　　　　　　（髙橋　修）

神経生理検査に必要な ME (medical engineering) の知識

　脳波や誘発電位検査に用いられる神経生理検査装置はデジタル化が進み，PC ベースで構成されるようになったことで，以下のような恩恵が得られるようになった．

・生体信号をさまざまな形で画面描画できる．
・記録した後に振幅や時間軸，モンタージュなどを変更できる．
・自動的な波形計測（振幅，面積，潜時など）が可能となる．
・加算平均，周波数分析などが可能となる．
・記憶媒体に生体信号を記録・保存することが可能となる．
・ネットワークや電子カルテとの親和性が向上した．

　コンピュータの情報技術分野に「garbage in garbage out」という教訓がある．「garbage」は「ゴミ」という意味で，「優れたコンピュータでも無意味なデータを入力すると，無意味な結果が返される」という教訓である．神経生理検査でも，不適切な入力によって誤ったデータが生成される．

　神経生理検査に従事する専門職は，機器の成り立ち，それぞれの検査の設定を熟知したうえで検査に臨んでいただきたい．

1―デジタル機器の知識　A/D 変換

1. サンプリング

　サンプリング（標本化）とは，脳波や誘発電位などのアナログ波形をデジタルデータにする処理である．1 秒間に何回標本化するかを**サンプリング周波数**（Hz）で表す．サンプリング時間はサンプリング周波数の逆数で，**変換速度**とも呼ばれ，「サンプリング時間×周波数＝1 秒」の関係となる．

　ある波形を正しく標本化するには，「波形のもつ周波数帯域の 2 倍より高い周波数で標本化する」というサンプリング定理

をもとに，原信号に含まれる最も高い周波数の2倍より高いサンプリング周波数が必要となる．

サンプリング周波数の1/2（ナイキスト周波数）を超える周波数成分は，アナログ復元時に折り返し雑音（エイリアシングノイズ）となる．そのため，標本化の前段階で，元信号からナイキスト周波数以上の成分を高域遮断フィルタ（アンチエイリアシングフィルタ）で遮断する．フィルタの減衰勾配は急峻でないため，サンプリング周波数の1/3前後のカットオフ周波数が選ばれる．

一般的なデジタル脳波計のサンプリング周波数は1,000 Hzで，カットオフ周波数300 Hz，-18 dB/oct程度の高域遮断フィルタで前処理される．デジタル脳波計の周波数特性が300 Hzまでである理由はこのためである．脳波計の場合はサンプリング周波数を500 Hz，200 Hz，100 Hzに下げることが可能だが，その際，アンチエイリアシングフィルタも連動して150 Hz，60 Hz，30 Hzに下がり，記録できる信号の上限周波数も下がる．

一方，**筋電計**は針筋電図や誘発電位など検査項目によって扱う周波数帯域やチャネル数が異なる．そのため，筋電計では**A/D変換器**を複数チャネルで共用し，1〜2 ch使用時は5〜10 μsの変換速度でサンプリングして十分な記録帯域を確保しているが，チャネル数が増えるごとにサンプリング速度が下がり，高周波成分が記録できなくなる．近年の筋電計・誘発電位計では5 μs/1ch（200 kHz），20 μs/4ch（50 kHz），50 μs/10 ch（20 kHz）程度の変換速度（サンプリング周波数）を有している．サンプリング周波数が200 kHzなら，4チャネルで記録する場合，各チャネルで最大50 kHz/4chのサンプリングが可能となる．これに1/3程度のアンチエイリアシングフィルタが入るため，正確に原波形を再現できるのは16 kHz程度になる．

2. 量子化

量子化とは，単位時間ごとにサンプリングされて離散化された波形の振幅を，飛び飛びのデジタル値に変換することをいう．量子化できる分解能の大きさは，A/D変換器の入力電圧範囲とビット数で決まる．近年の国産デジタル脳波計では16

神経生理検査に必要なME（medical engineering）の知識

ビットの A/D 変換を行っており，その分解能は入力電圧範囲を $2^{16}=65,536$ 段階に分解したものになる．入力電圧範囲が ±3.2 mV であれば，量子化のレベル幅は 97.65 nV となり，50 μV の信号に対して 512 段階の分解能を有することになる．筋電計・誘発電位計では 18 ビット，すなわち $2^{18}=262,144$ 段階に分解できる機種があり，より小さな電位変化を計測することができる．

3. 感度と表示ゲインについて（筋電図・誘発電位計）

感度とは，生体信号を記録する際の機器の"測定可能な範囲"と"分解能"を決めるための設定値のことをいう．一般的な筋電計では，設定された感度の 10 コマ（division：div）分の範囲を量子化する．

◘例：感度 20 μV/div の場合

20 μV × 10 コマ ＝ 200 μV を 18 ビット（262,144 段階）で量子化，量子化のレベル幅は 0.76 nV になる．

適切でない感度で測定した場合，小さく記録（感度が低すぎる）して拡大表示させても，分解能が不足して記録した波形が表示できないこともある．また大きく記録（感度が高すぎる）すると波形が振り切れて飽和する．適切な感度を設定して検査を行う必要がある．

表示ゲインとは，画面上の波形の表示倍率のことである．一般的な筋電計・誘発電位計の場合，測定（加算）中や測定後に表示ゲインは変更できるが，感度は変更できない．

2―電極の知識

分 極

一般的に，脳波や誘発電位に頻用されるものは**皿電極**と呼ばれる表面電極である．電極の金属がペーストなどのイオンを含む溶液と接すると，接触面に正負のイオンが向き合う電気二重層ができ，電位差が生じ，**電極電位**が発生する．電極が機械的な動きや振動を受けると電気二重層の状態が変化し，電極電位が変動し，基線が動揺する．発汗などでペースト内のイオン濃

度が変化しても同様に変動する（ドリフト雑音）．電極に電流が流れていないときの電位を**平衡電極電位**と呼び，金属によって異なる．

ペーストがついた電極に直流電流を流すと，直流抵抗成分のために平衡電極電位から電極電位が変化する．これを**分極**といい，"平衡電極電位＋分極電位＝電極電位"となる．分極電位が小さく，速やかに平衡電位に戻る特性をもつ電極を**不分極性電極**と呼び，その代表が銀塩化銀（Ag/AgCl）電極である．不分極性電極は電極ごとの電位が安定しており，分極電位も小さく，生体用電極として最適である．一方で，金，銀，白金，タングステン，ステンレスなどは分極性電極で，電流が流れにくく分極電位が大きいため変位が大きく，平衡電位に戻るまでに時間を要する．新品の銀電極は分極電圧が高いため，一晩生理食塩液に浸して，電極表面に塩化膜を形成させてから使用するとよい（エージング処理）．

3—フィルタの知識

1. 時定数

電極電位はときに数 100 mV に達するため，この直流電圧が脳波に重畳して増幅されると，基線が飽和して記録できなくなる．そのため，脳波や誘発電位計の増幅器（**交流増幅器**）の前には，直流成分が増幅器に入力されないように**低域遮断フィルタ**が挿入されている．フィルタを構成する CR 微分回路の時定数は C×R で与えられ，通常 τ で表示される．周波数の遅い信号は時定数が長いほどが通過しやすく，時定数が短いほど通過しにくい．

脳波では，通常 0.3 秒の時定数が選ばれ，このときの低域遮断周波数は約 0.53 Hz となる．**遮断周波数**とは電圧の増幅度が，最大増幅度の $1/\sqrt{2}$（≒0.7）まで低下する周波数のことである．

2. フィルタによる波形の歪み

生体信号を記録する際に，基線の揺れやドリフト，目的外の信号（脳波記録時の筋電図など）を除去し，波形を整える目的

表 3-1　フィルタ設定と波形の変化

設定	振幅・面積	潜時・持続時間
高域遮断周波数を下げる	小さくなる	遅く・長くなる
高域遮断周波数を上げる	大きくなる	早く・短くなる
低域遮断周波数を下げる	大きくなる	遅く[*]・長くなる
低域遮断周波数を上げる	小さくなる	早く[*]・短くなる

[*] 低域遮断フィルタはピーク潜時に影響するが，立ち上がり潜時にはほとんど影響しない

でフィルタを使用するが，このときに原波形が歪むことに注意する（**表 3-1**）．

　最初に，振幅と面積が変化する．これはフーリエ変換の原理に基づいて考えると理解しやすい．フィルタを通過する帯域幅が狭くなるほど，波形を構成する周波数成分の総和が少なくなり，振幅や面積が小さくなると解釈できる．逆に，帯域幅が広くなるほど振幅や面積は大きくなる．

　次に，潜時と持続時間に変化がみられる．低域遮断周波数を下げるほど，波形を構成する周波数成分のなかで低周波成分の割合が多くなり，波形の水平成分が増えて「平ら」になり，波形が「横」に広がる．このためピーク潜時や持続時間が延長する．ただし，低域遮断周波数の変化は，立ち上がり潜時には影響しない．一方，高域遮断周波数を上げるほど，高周波成分の割合が多くなり，波形の垂直成分が増えて「急峻」になり，立ち上がり潜時，ピーク潜時，持続時間ともに短くなる．

4―インピーダンスの知識

入力インピーダンスと電極インピーダンス

　入力インピーダンスとは，増幅器の入力端子に信号を入力した際の抵抗値である．入力インピーダンスが高いほど電流が流れ込まず，微弱な信号が測定できる．

　電極インピーダンスは，電極の材質や信号の周波数によって変化する．生体信号をすべて取り込むためには，電極インピーダンスより増幅器の入力インピーダンスが 100 倍以上大きいことが必要で，現行の脳波計では 100 MΩ，筋電計で 200 MΩ 程

度のものがある.

　脳波検査時には，電極インピーダンスを小さく（できれば
10 kΩ以下），かつ導出する2電極間のインピーダンスの差を
小さくすることが必要である．特に脳死判定時の脳波検査で
は，電極インピーダンスは2 kΩ以下200 Ω以上が推奨されて
いる.

5—増幅器の知識

1. 差動増幅器

　差動増幅器は，2つの入力信号の差分を増幅する増幅器のこ
とをいう．差動増幅器の入力端子は，**G₁**，**G₂**，ニュートラル
(N) の3つがある．ニュートラル端子は，電気回路内で電気
素子が作動するときの基準電位のシグナルアースとなる（図
3-1).

　差動増幅器では，入力電圧が**同相成分**と**差動成分**に分けられ
て増幅される．同相成分とは交流雑音（6—雑音の対策，32頁
参照）のようにG_1とG_2に共通に入力される同相で同振幅の
電位で，G_1とG_2の入力の平均値である．差動増幅器では同相
成分の増幅度より，差動成分の増幅度が圧倒的に大きく，G_1
とG_2の入力に均等な影響を与える交流雑音などの共通電位は，
相互に打ち消されるために増幅されない．しかし実際は，電極
ごとに電磁場が不均等となり，皮膚接触面のインピーダンスの
違いから，共通電位は均一にならず，差動増幅器を用いても，
交流雑音を完全には除去できない.

2. 同相弁別比

　差動増幅器において，差動成分の**増幅度（差動利得）**を
「**Ad**」，同相成分の**増幅度（同相利得）**を「**Ac**」とすると，Ad
とAcの比率が大きいほど交流雑音を抑制できることになる．こ
の比**Ad/Ac**を**同相弁別比**（common mode rejection ratio：CMRR）
といい，CMRRが高いほど優れた差動増幅器となる．現在の
脳波計や筋電計では100 dB（100,000倍）以上の弁別比を有し
ている.

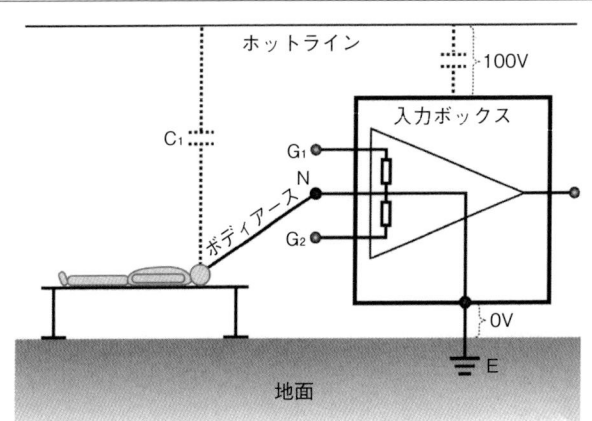

接地型増幅器（B型機器）のシグナルアース（N端子）を被検者と
接続すると，人体も地面と接続されるため，接地型シグナルア
ースとなる．この結線はボディアースと呼ぶことができる．

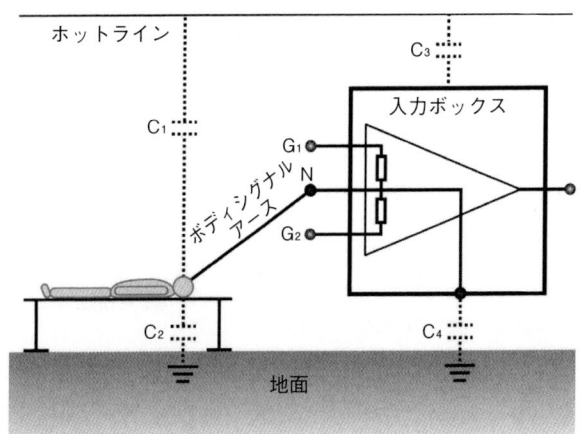

浮遊型増幅器（BF型機器）のシグナルアース（N端子）を被検者
と接続しても，人体は地面と接続されず，浮遊型シグナルア
ースとなり，商用電源の電圧軸において浮遊したままになる．こ
の結線はボディアースと呼ばず，ボディシグナルアースと呼ぶ．

図 3-1　ボディアースとボディシグナルアースの違い[2]

3. B型・BF型・CF型機器

差動増幅器の基準電位はニュートラル（N）端子で与えられ，N端子がシグナルアースとなる．増幅器には，このN端子が地面と接続されている**接地型増幅器**と，地面とは接続されていない**浮遊型増幅器**がある（図3-1）．接地型増幅器はB型装着部をもつ機器（**B型機器**）と呼ばれている．浮遊型増幅器は，BF型装着部をもつ機器（**BF型機器**）とCF型装着部をもつ機器（**CF型機器**）の2種類に分けられる．

B型やBF型の「B」は身体（body）を意味し，人体表面に電極を装着して使用する機器をさす．心臓などの体内には使用できない．CF型の「C」は心臓（cor）を意味し，心臓に直接適用が可能な機器をさす．「F」はfloating（浮遊）の略で，差動増幅器のN端子，すなわちシグナルアースが非接地となって浮遊している増幅器を意味する．古い脳波計はB型機器であったが，最近のデジタル脳波計や筋電計の多くはBF型機器である．

接地型増幅器と浮遊型増幅器の電気的等価回路を**図3-1**に示す．増幅器は入力ボックス内にあり，入力ボックスの内面はシールドされている．入力ボックスのシールドと増幅器のシグナルアース（N端子）は接続されており，両者は等電位となる．浮遊型の増幅器（BF・CF型機器）では，N端子および入力ボックスのシールドは浮遊しており，一定の交流電圧をもつ．

4. アース

電気回路において，基準電位を与える部位としてのアースを**シグナルアース**と呼ぶ．シグナルアースが地面と接続されているものを**接地型シグナルアース**と呼び，地面と接続されていないものを**浮遊型シグナルアース**と呼ぶ．従来の脳波計（B型）は接地型シグナルアースで，最近の脳波計（BF型）は浮遊型シグナルアースである．シグナルアースと人体を接続することで，増幅器のシグナルアースと人体の一部を等電位にし，電位測定の基準点となる（**図3-1**）．

接地型シグナルアースの機器（B型機器）でボディアースをとると，人体は地面と接続される．この場合，増幅器から漏れ電流があったとき，増幅器→人体→地面の回路を通って人体に

神経生理検査に必要なME（medical engineering）の知識

電流が流れる．一方，浮遊型シグナルアースの機器（BF・CF型機器）では，人体は地面と直接的には接続されていないので，安全性が高くなる．この際，シグナルアースを接地したり，人体を接地したりするのはよくない．浮遊型シグナルアース機器を使用していても，シグナルアースや人体を接地すれば，接地型シグナルアース機器と同等となり安全性が損なわれる．

6—雑音の対策

1. 交流雑音（ハム）

商用交流雑音の原因として，（1）**漏洩電流**，（2）**静電誘導**，（3）**電磁誘導**，（4）**高周波変調雑音**などがある．

(1) 漏洩電流

電灯線から壁や床に漏れた電流が，ベッド→被検者→増幅器を通って記録に混入する．

対策は，漏洩電流が被検者側に流れないように壁とベッドを離し，かつ金属ベッドを接地することである．

(2) 静電誘導

電灯線と地面の間には空気が存在し，これが導体（電灯線）—絶縁体（空気）—導体（地面）のコンデンサーとなり浮遊容量が生まれる．交流はコンデンサー内を流れるので，電灯線→空気→地面へ変位電流が流れ人体に交流が誘導される．このように周囲の電灯線や医療機器から被検者に静電容量を通じて流れる雑音で，被検者の対地静電容量が小さいほど，すなわち対地インピーダンス（被検者と接地間の抵抗）が大きいほど，雑音は大きくなる．最近の脳波計（BF型機器）は入力がフローティングされているのでこの影響は大きい．

対策は，対地静電容量を大きくするためにシールドシーツを被検者の下に敷くか，シールド線のついた電極リード線を使用するなどが有効である．シールドシーツやシールド線は原則として増幅器のシグナルアースに接続する．

(3) 電磁誘導

　電源部や電灯線からは磁力線が出ており，その磁場内に置かれた導体（生体）には鎖交する磁束密度の変化で交流雑音が生じる．電磁誘導による雑音の大きさは電灯線や変圧器からの距離の2乗に反比例する．

　対策は電極リード線を短くまとめて鎖交面積を小さくし，なおかつ電源線から被検者（特に頭部）をできるだけ離し，電源線を被検者の傍に這わせたり，被検者と平行に這わせたりしないことが必要である．なお電磁誘導には接地（アース）や静電シールドは効果がない．

(4) 高周波変調雑音

　電気メスなどから発する高周波が搬送波となり商用交流を振幅変調させ，電波となって電極リード線を介して増幅器の入力部で検波され，両波整流されて 50/60 Hz の2倍の 100/120 Hz 成分が記録に混入するものである．

　高周波変調雑音の経路は放射雑音が主で，その除去には高周波除去フィルタ（ラインフィルタ）の使用が有効である．

2. 同期加算平均

　ABR（聴性脳幹反応）や SEP（体性感覚誘発電位）では，記録したい波形が背景雑音より小さいため加算平均が用いられる．誘発電位は刺激に対し同じ時間に同じ大きさで発生するので，刺激に同期した波形は加算され平均化される．ランダムに発生する雑音は加算平均により小さくなる．S/N 比は加算回数の平方根（$1/\sqrt{n}$）になるので，雑音を 1/10 にするには 100 回の加算回数が必要となる．検査時間，被検者の疲労などを考慮し，加算回数を決める．

　雑音のない記録をするために検査前にまず行っておくべきことは，刺激強度などを調節し，被検者をリラックスさせ，筋電図などの雑音そのものを減少させることである．

参考文献

1) 石山陽事：臨床神経生理検査における ME 技術. 松浦雅人（編）. 臨床
   神経生理検査の実際. 新興医学出版, 2007, pp6-25.
2) 橋本修治：臨床電気神経生理学の基本. 診断と治療社, 2013.
3) 正門由久：筋電図に必要な ME 基礎知識. モノグラフ神経筋電気診断
   を基礎から学ぶ人のために. 日本臨床神経生理学会（編）, 日本臨床神
   経生理学会, 2013, pp81-87.

（内藤　寛）

●コラム：少し変わったアーチファクト

　昔, 少し変わったアーチファクトが確認された. 意識障害の患者
の脳波検査のため, 病棟にて測定を始めたところ, どこからか話し
声や歌らしき音が聞こえてきた. 患者は話ができない状態で, 歌う
ことなどあり得なかった. 冷静に様子を観察すると, 驚くことに脳
波計が話していたのだ. 波形を紙に記録するペン（ガルバノメー
タ）が, 記録紙でリズムよく動き, まさに「話し声」となっていた
のだ.
　原因は, 放送用電波による電波障害のアーチファクトで, 電波を
受信しやすい病棟の窓際に脳波計を設置したために, 周波数が合っ
た信号がリード線を通じて脳波計に入りこんで検出されたというも
のだ.
　このように, 電波を発信する物体があれば同様のことが起こり得
る. 近年, 脳波計のデジタル化は進んでいるが, 紙記録の脳波計を
使用している施設では知識の一つとして知っておくとよいだろう.

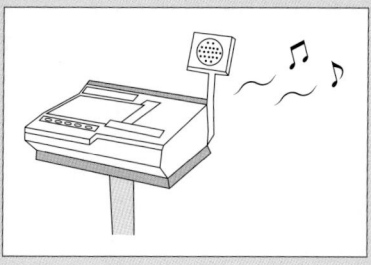

（髙橋　修）

脳波検査編

脳波検査の基礎

1—脳波検査の基礎

　脳幹には覚醒を調整する**上行性脳幹網様体**（ascending reticular activating system：ARAS）が存在する．これら深部灰白質（神経細胞の細胞体が存在するところ）は脳波のリズム形成に重要である．

1. 脳波律動の発生メカニズム

　脳幹網様体から視床特殊核には促進性，視床網様核には抑制性の入力がある．これとは別にマイネルト基底核からは大脳皮質錐体細胞に促進性，視床網様核に抑制性の入力がある．

　視床の律動が大脳皮質の律動を形成するが，視床に促進性入力がある脱分極状態では速波，抑制性入力がある過分極状態では，中等度過分極では睡眠紡錘波，高度過分極では**デルタ律動**を生じる[1]．

　覚醒時は脳幹からの視床特殊核への促進，非特殊核への抑制が強くなり，視床は脱分極方向にシフトし，大脳皮質に速波を生じ，一次感覚野への入力情報も大きくなる．

　睡眠時は逆に一次感覚野への入力が低下し，大脳皮質には睡眠紡錘波や睡眠徐波が生じる．脳幹部障害では視床に入力がないため，睡眠時と同じような現象を生じる．脳幹部が障害されているので，睡眠と異なり脳幹の反応性が悪いか欠けている．

　脳死・脳電気的無活動（electrocerebral inactivity：ECI）では脳幹部だけでなく大脳皮質も障害を受けているので，脳波を生じない．

2. 脳波計測・判読における基本事項

　脳波計測における基本事項を**表4-1**にまとめる．**記録感度**は波形描出の感度のことをいう．記録感度は $100\,\mu\text{V}/10\,\text{mm}$ が標準である．紙送り速度は $3\,\text{cm}/秒$ が標準である．**時定数**（time

表 4-1 脳波計測における基本事項

記録感度　10 μV/mm
記録速度　3 cm/1 秒
低周波フィルタ（タイムコンスタント）
　　0.5 Hz（0.3）あるいは 1.5 Hz（0.1）
高周波フィルタ
　　60 Hz
交流遮断フィルタ（ノッチフィルタ，西日本 60 Hz，東日本 50 Hz）
モンタージュ
　基準電極導出（×単極導出）
　　1 つの基準電極と探査電極の電位差
　　全体を把握しやすい
　双極導出法
　　（隣りあった）2 電極間の電位差
　　局在を把握しやすい
　　筋電図，アーチファクトの影響を受けにくい
周波数名　δ<4 Hz　θ4〜7 Hz　α8〜13 Hz　β14〜25 Hz
電極間接触抵抗 10 kΩ以下
校正曲線（記録前後に入れる）

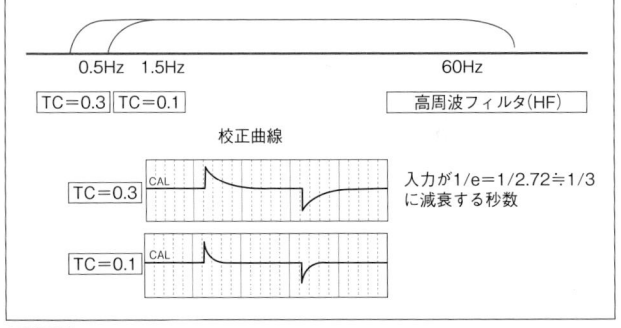

図 4-1 時定数（time constant：TC）＝低周波フィルタ

constant：TC）とは低周波フィルタのことをいい，入力が 1/e ＝約 1/3 に減衰するまでの時間のことである．0.3 が標準で，約 0.5 Hz 以下を減衰させ，0.1 では約 1.5 Hz 以下を減衰させる（**図 4-1**）．

　高周波フィルタ（HF）は 60〜120 Hz が標準である．15 Hz などあまり小さな値にすると筋電図と脳波の区別がつきにくくなるので注意が必要である（**図 4-1**）．

　脳波は頭皮上に現れる脳電気活動の相対的な電位差をみている．基準電極導出は耳朶基準電極（Grid 2）と探査電極（Grid

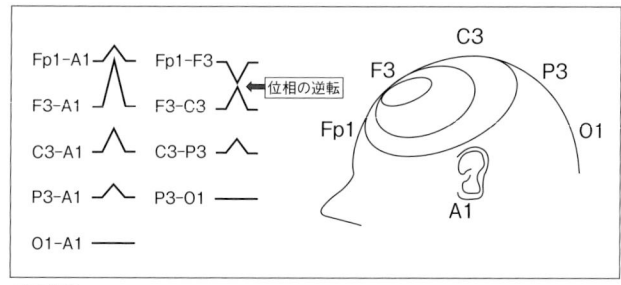

図 4-2 導出法による波形の振れ方の違い

左：耳朶基準電極導出，中：縦連結双極導出，右：電位分布

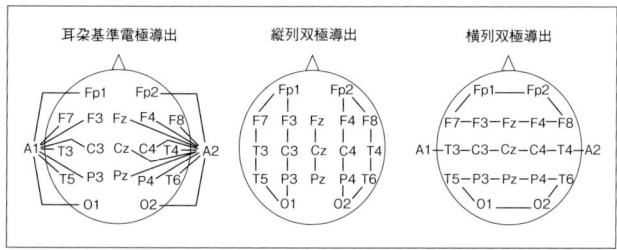

図 4-3 耳朶基準電極導出，縦連結双極導出，横連結双極導出

1）の電位差をみており，双極導出では隣りあった電極（モンタージュによっては隣りあっている電極とは限らない）の電位差をみている．モンタージュとは導出法を組み合わせた配列のことである．双極導出では最高電位を示す電極に隣接する前後左右の電極記録間で**位相の逆転**を生じる（**図 4-2**）．

耳朶基準電極導出は頭部全体の電位を俯瞰するときに用い，縦列双極導出は前後方向の電位差をみたいとき，横列双極導出は横方向の電位差をみたいときに用いるとよい（**図 4-3**）．

3. 脳波レポート

脳波レポートをイメージしながら記録と判読をすることにより，やり残しを防ぐことができる[2]．判定は，背景活動，非突発性異常の度合い，突発性異常の有無に従ってなされる（**表 4-2**）．コメントでは，臨床情報と脳波所見から，臨床にフィードバックできる情報を記載する．臨床情報によって解釈に偏り

表 4-2 軽度異常，中等度異常，高度異常の評価基準

優位律動						
軽度組織化不良	○				○		
明らかな組織化不良		○					
欠如			○				
非突発性異常						
低振幅，頻度少				○	○		
高振幅，頻度多						○	
突発性異常							○
	軽	中	高	軽	中	中	中

Normal	正常
WNL	正常範囲内
Mildly abnormal	軽度異常
Moderately abnormal	中等度異常
Markedly abnormal	高度異常
	判定不能

が出るため，過剰な推定が入らないようにする．正常脳波，異常脳波に関しては 40，47 頁を参照されたい．

文献

1）加藤元博：脳波律動の発現機構（Ⅰ），臨床脳波 40：399-405，1998.
2）日本臨床神経生理学会（編）：デジタル脳波の記録・判読の手引．診断と治療社，2015，pp42-44.

（重藤寛史，酒田あゆみ）

2―正常脳波

脳波検査・判読の基本は全般性脳機能の評価を行うことである. 評価のためには覚醒度の一番高いところで優位律動を含め背景活動を把握する必要がある. 背景活動の見え方は「覚醒度」と「年齢」によって著しく異なってくるため, これらに留意する必要がある.

また, てんかん性異常と間違われやすい波形, てんかん性異常と正常の境界領域の波形も知る必要がある. さまざまなアーチファクトもてんかん性活動と間違われやすいので注意する必要がある.

1. 優位律動

・背景活動は突発性活動や非突発性活動以外の背景にある脳波活動である.

・背景活動のなかで, 後頭部優位に分布し, 刺激に対し反応性がある律動を優位律動と称し, 記録時, 判読時ともに開閉眼や痛みに対する反応性をみることが重要である (図 4-4).

・小児では周波数が遅く, 振幅が高く, 徐波の混入が多い. 生後 10 カ月程度から θ 域の活動が後頭部優位に出現し始め, 3 歳では 8 Hz 前後, 9 歳では 10 Hz 前後になる. 20〜25 歳ま

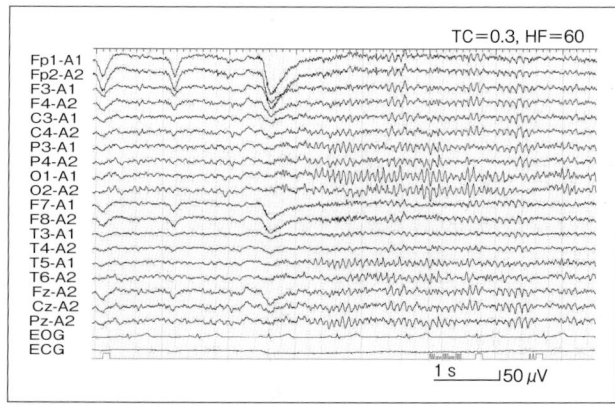

図 4-4 正常閉眼 (28 歳)

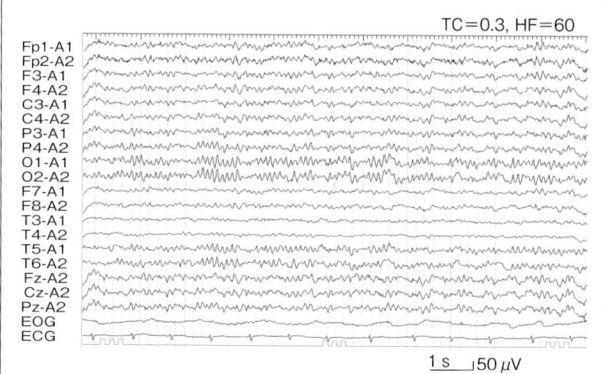

TC=0.3, HF=60

Fp1-A1
Fp2-A2
F3-A1
F4-A2
C3-A1
C4-A2
P3-A1
P4-A2
O1-A1
O2-A2
F7-A1
F8-A2
T3-A1
T4-A2
T5-A1
T6-A2
Fz-A2
Cz-A2
Pz-A2
EOG
ECG

1 s　50 µV

図 4-5　若年性後頭部徐波，正常（17 歳）

では徐波の混入を認める（**図 4-5**）．高齢者では周波数が遅く，振幅が低く，組織化（律動のそろい具合）が悪くなってくる．

・覚醒度が下がると優位律動の出現率が低下し徐波の混入も多くなるが，全般性脳機能低下や意識レベル低下でも同様の現象が生じることに留意する．

・10%以下ではあるが低振幅速波パターンが存在するので，これを優位律動の欠如と判断しないようにする．

・脳波報告書には，分布（後頭部優位分布），振幅（成人では 20～80 µV：20 µV 未満は低振幅，80 µV 以上は高振幅），周波数（成人では 10～11 Hz），organization（組織化），modulation（振幅の漸増漸減）に関して記載する．

2. 全般性徐波

・覚醒度が下がると徐波活動が増加する．乳児～小児期は高振幅 4～5 Hz の律動波が入眠期に突発性に出現するので（入眠期過同期），てんかん性異常と間違わないようにする．覚醒反応や刺激への反応として高振幅の不規則あるいは律動性徐波が出現するが，これも生理的活動である．原則として，軽睡眠期に出現する律動的で左右差のない徐波活動は正常の活動と考える．

3. てんかん性異常と間違われやすい正常波形

・いずれも睡眠期にみられる.

・**頭蓋頂鋭波（vertex sharp transient）（図 4-6）**

Stage N1 後半に出現. 電位の頂点は必ずしも頭頂部にあるとは限らず前後左右に偏在することがある. 双極導出でみると位相逆転があり, 若年者では電位が高く先鋭なので, てんかん性異常と間違えやすい.

・**睡眠時後頭部陽性鋭一過波（positive occipital sharp transients of sleep：POSTS）**

Stage N1, N2 での出現が多いが全睡眠で出現する. 後頭部に連発する陽性の鋭波である. 若年〜成人で多い. 縦列双極導出では後頭部で上向き鋭波となるため, てんかん性異常と間違えることがある.

・**14 & 6 Hz 陽性棘波〔14 & 6 Hz positive spikes（positive bursts）〕（図 4-7）**

Stage N1, N2 で後頭部に出現する陽性の律動波（14 & 6 Hz）. 小児で多い. POSTS 同様, 縦列双極導出でてんかん性異常と間違えることがある.

・その他にてんかん性異常との鑑別を要する波形として, **ミュー律動, ブリーチ律動, ウィケット棘波, 律動性中側頭**

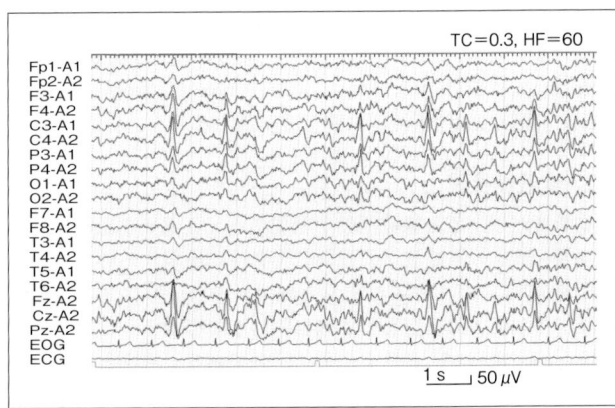

図 4-6 頭蓋頂鋭波

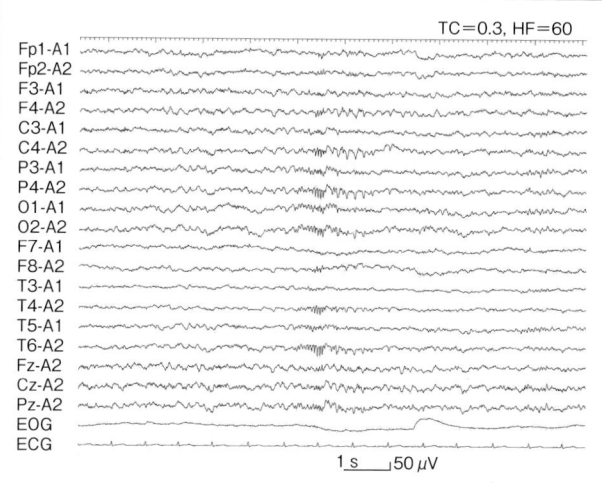

図 4-7 14 & 6 Hz 陽性棘波

部放電（rhythmic mid-temporal discharges：RMTD），成人潜在性律動性脳波発射（subclinical rhythmic electroencephalographic discharges of adults：SREDA）などがある．

4. てんかん性異常を疑う必要がある波形

・小鋭棘波（small sharp spikes：SSS）（図 4-8），睡眠時良性てんかん様一過波（benign epileptiform transients of sleep：BETS）

基準導出で棘の電位が 50 μV 以下で，持続 50 ms 以下．陰性棘単相性か陰性棘に急峻な陽性波が続く．棘に続く徐波はないか電位が低い．側頭部～前頭部に出現する．成人に多い．軽睡眠に出現するが，覚醒時に出現するときはてんかん性異常を疑う．

・6 Hz 棘徐波複合（6 Hz spike & wave）

5～7 Hz の範囲で，安静～軽睡眠時に出現する．徐波の振幅に比べ棘の振幅が低く，通常 20 μV 以下である．10 歳代に多いが成人でも出現する．棘の振幅が低く後頭部に出現するものは生理的なものが多く（FOLD 型：female, occipital, low ampli-

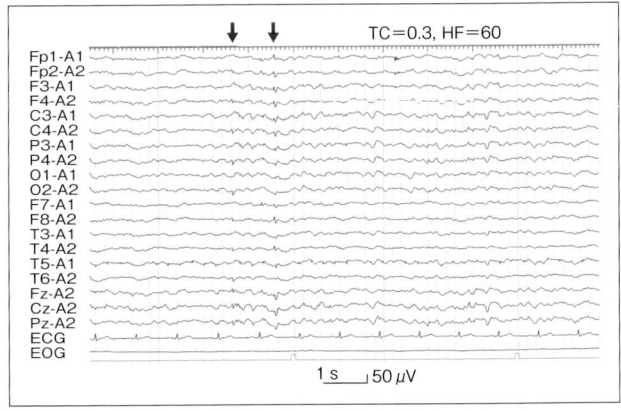

図 4-8 小鋭棘波（SSS）

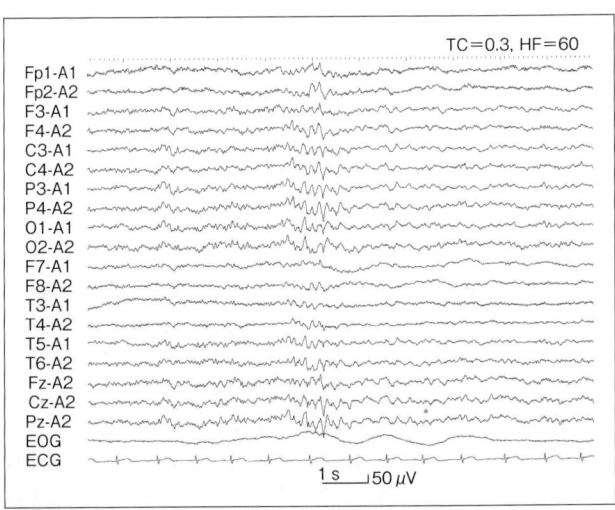

図 4-9 6 Hz 棘徐波複合（FOLD 型）

tude, drowsiness：**図 4-9**），覚醒時に前頭部に出現する電位が高いものはてんかんに関連するものが多い（WHAM 型：waking, high amplitude, anterior, male：**図 4-10**）[1]．ファントム棘徐波とも称される.

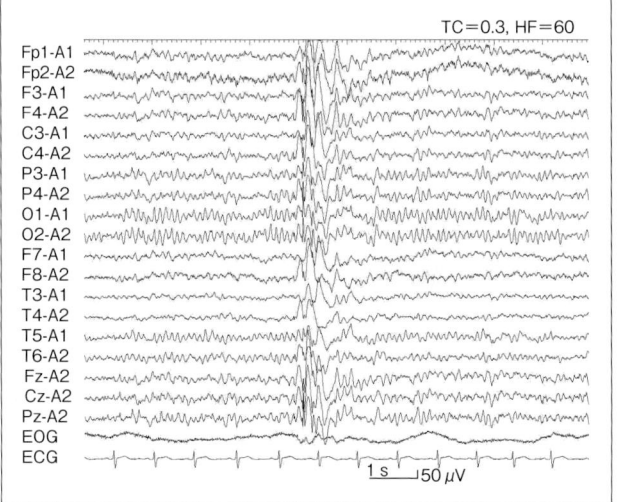

図 4-10 6 Hz 棘徐波複合（WHAM 型）

5. アーチファクト

(1) 生体ノイズ

生体ノイズには，外眼筋活動，眼球運動，筋活動，心電図，脈波，発汗などがある（**図 4-11**）．

眼球は網膜側が陰性，角膜側が陽性に帯電しており，閉眼では眼球が上転するので前額部，すなわち眼球が向く方向が陽性となる．連続した瞬目による眼球活動成分と筋電図や心電図などの尖った成分とが重畳すると，突発性活動と間違えることがある．

筋活動は高周波フィルタを 30 Hz や 15 Hz など低く設定すると，速波に見えるので注意が必要である．高周波フィルタで歪められた筋電図活動は，不規則な律動であり，高周波フィルタを高く設定し直すと高振幅で不規則に出現する活動であるため筋電図であると判断することができる．

脳波に重畳した心電図や脈波は心拍のリズムで出現するので，心電図を同時記録していれば鑑別は容易である．

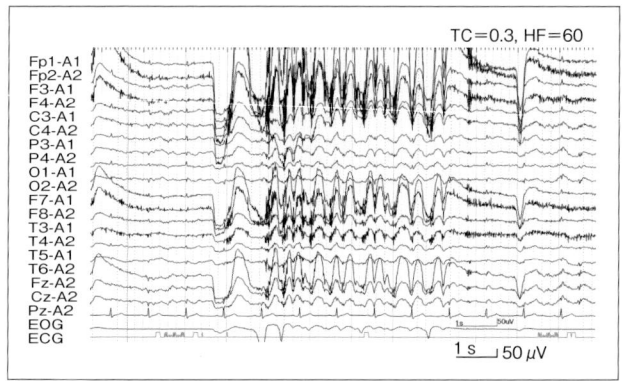

図 4-11 60歳代男性. アーチファクト（眼球運動, 右前頭側頭部筋電図, 心電図）

(2) 生体外ノイズ

　生体外ノイズには, 電極間抵抗が高い場合の電極ノイズ, 電極自体に問題がある場合の電極ノイズ, 周辺にいる人の動き, 交流電源などがある.

　検者は被検者の状態や動き, 電極や周辺の状態も把握できるので, アーチファクトを認識することが容易である. 判読者にとってまぎらわしいアーチファクトに関しては, その旨についてコメントを記載しておくとよい.

参考文献

1) Hughes JR : Two forms of the 6/sec spike and wave complex. Electro-encephalogr Clin Neurophysiol, 48 : 535–550, 1980.

（重藤寛史, 酒田あゆみ）

3—異常脳波

てんかんと意識障害の診断には脳波が必須である.

1. てんかんの分類

てんかんは発作時にだけ脳波異常が出現するわけではなく, 発作がない間（発作間欠期）に異常が出現しており, この波形が診断にとって重要である. 詳しくは「Ⅵ-4 てんかん脳波（90頁）」を参照.

2. 意識障害

意識障害には, 脳虚血や神経変性による器質的な障害, 代謝性疾患や薬物による可逆的な障害の他に, 非痙攣性てんかん重積（non convulsive status epilepticus：NCSE）による機能的な障害が原因となることがあるため, 意識障害の原因の鑑別には脳波検査がきわめて重要である.

(1) 脳波にてんかん放電がない場合

軽度～中等度の意識障害（Japan coma scale：JCS 1～2 桁, 刺激すると覚醒するレベル）では, 背景優位律動の組織化不良や徐波の混入がみられる. 意識障害のない場合でも覚醒度が下がると類似した脳波所見がみられるので, 脳波検査時・判読時には常に覚醒度を意識する必要がある.

脳幹損傷や薬物による高度意識障害（JCS 3 桁, 刺激しても覚醒しないレベル）には α 昏睡, β 昏睡, θ 昏睡, サプレッション・バーストなどがある.

脳幹～皮質の広範な障害による脳電気的無活動（electrocerebral inactivity：ECI）に関しては別項参照.

(2) 脳波にてんかん放電が頻発している場合

欠神発作重積や焦点起始発作重積による NCSE では軽度～中等度の意識障害をきたす.

(3) 周期性放電がみられる場合

さまざまな原因によって周期性放電はみられる（**図 4-12**～

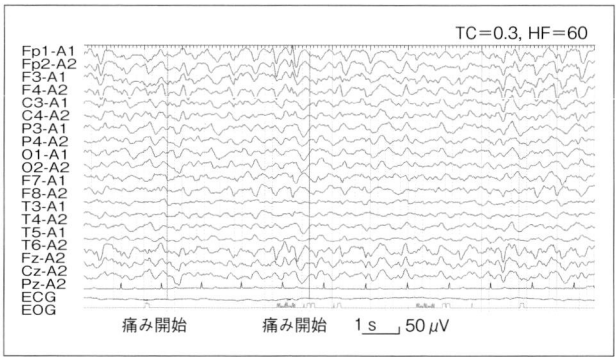

図 4-12　全般性周期性放電　代謝性脳症（80歳代の男性）

腎性の代謝性脳症にみられた全般性周期性放電（generalized periodic discharges：GPDs）．陰陽陰の形態から三相波とも称される．痛み刺激に対して反応がある．

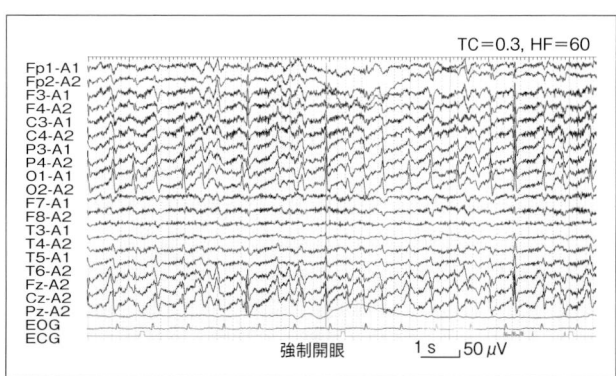

図 4-13　全般性周期性放電　心肺蘇生後（60歳代の男性）

心肺停止蘇生後の全般性周期性放電．刺激に対して反応性がない場合は，反応性がある場合に比べて意識障害が重度である．

15）．NCSE の要素がある場合は，ジアゼパムやロラゼパムなど抗てんかん作用のある薬物の静注により意識レベルと脳波所見が改善することが鑑別の一助となる．

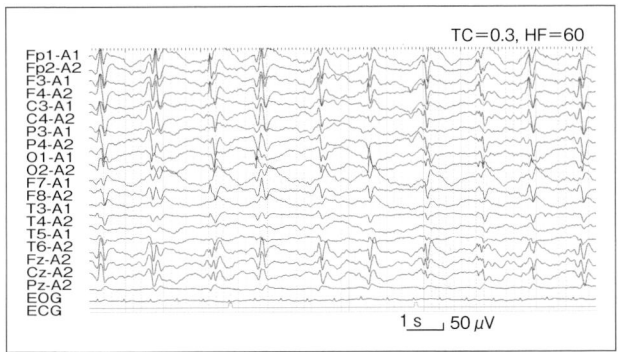

TC=0.3, HF=60

Fp1-A1
Fp2-A2
F3-A1
F4-A2
C3-A1
C4-A2
P3-A1
P4-A2
O1-A1
O2-A2
F7-A1
F8-A2
T3-A1
T4-A2
T5-A1
T6-A2
Fz-A2
Cz-A2
Pz-A2
EOG
ECG

1 s | 50 μV

図 4-14　一側性周期性放電　非痙攣性てんかん重積（50 歳代の女性）

肝性脳症との鑑別を要した NCSE にみられた一側性周期性放電（lateralized periodic discharges：LPDs）．周期性一側てんかん性発射（periodic lateralized epileptiform discharges：PLEDs）とも称される．放電がある側の脳の障害を示唆する．LPDs が左右両側に独立して出現することもあるので，測定時に十分観察しておく必要がある．刺激に対する反応性も観察する．

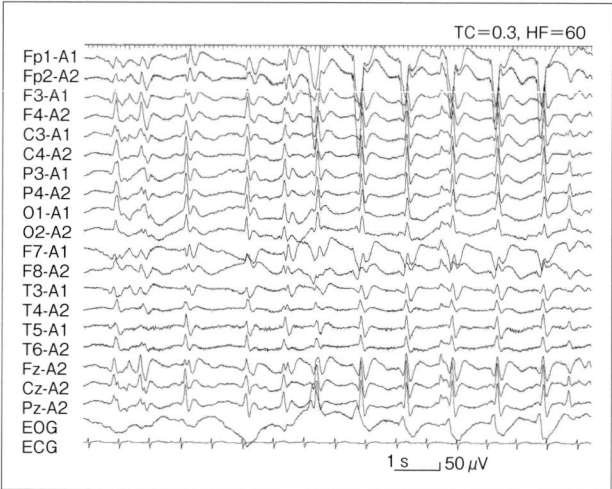

図 4-15 全般性周期性放電 Creutzfeld-Jakob 病（60 歳代の男性）

Creutzfeld-Jakob 病にみられた全般性周期性放電．周期性同期性放電 (periodic synchronous discharges：PSD) とも称される．検者は，ミオクローヌスと同期していないか，ミオクローヌスによるアーチファクトではないか，など注意しながら計測する．ミオクローヌスがある場合は観察される部位の表面筋電図を記録することが望ましい．

（重藤寛史，酒田あゆみ）

脳波のとりかた

1—成人脳波（高齢者）

1. 場　所

脳波検査室は被検者にとって快適で，調光が可能かつ電気的雑音が少ない場所が必要である．できれば，次のような場所が好ましい．

・静かな場所
・機械的振動の少ない場所
・湿度の低い場所
・電気的雑音発生源の少ない場所
・シールドルーム

2. 脳波計

脳波記録は記録紙とペンを用いる従来のアナログ記録と，記録紙を用いずモニタ上で判読を行うデジタル記録があるが，ここではデジタル記録の手順について解説する．

① 判読を行うモニタの大きさに合わせて，時間スケールを30 mm/秒，感度 10 μV/mm（50 μV/5 mm）となるように，モニタごとに調節しておく．

② フィルタ設定は時定数 0.3 秒（低域遮断フィルタ 0.53 Hz），高域遮断フィルタ 120 Hz とし，症例によって時定数を 0.1秒（低域遮断フィルタ 1.59 Hz）や高域遮断フィルタを 60 Hzに変更する．

③ 脳波電極を標準基準電極法の 10-20 法[1] に準じて装着する（表 5-1）．頭皮上電極から 12 誘導以上の記録と両上肢を用いて心電図記録を行う．必要に応じて，眼球運動，呼吸曲線，筋電図などの生体現象を適宜選んで同時記録する．

表 5-1 10-20 法の電極名称と解剖学的位置

国際電極記号	英名称	和名称	解剖学的位置
Fp1	left frontal pole	左前頭極	左前頭葉先端部付近
F3	left frontal	左前頭	左前頭葉中心部
C3	left central	左中心	左中心溝付近
P3	left parietal	左頭頂	左頭頂葉中部
O1	left occipital	左後頭	左後頭葉後端部付近
F7	left anterior temporal	左前側頭	左側頭葉下部
T3	left middle temporal	左中側頭	左側頭葉中部
T5	left posterior temporal	左後側頭	左側頭葉後部
A1	left auricular	左耳朶	
Fp2	right frontal pole	右前頭極	右前頭葉先端部付近
F4	right frontal	右前頭	右前頭葉中心部
C4	right central	右中心	右中心溝付近
P4	right parietal	右頭頂	右頭頂葉中部
O2	right occipital	右後頭	右後頭葉後端部付近
F8	right anterior temporal	右前側頭	右側頭葉下部
T4	right middle temporal	右中側頭	右側頭葉中部
T6	right posterior temporal	右後側頭	右側頭葉後部
A2	right auricular	右耳朶	
Fpz	midline frontal pole	正中前頭極	前頭葉先端正中部付近
Fz	midline frontal	正中前頭	前頭葉中心正中部
Cz	midline central	正中中心	中心溝付近正中部
Pz	midline parietal	正中頭頂	頭頂葉中心正中部

3. 検査前の準備

・事前準備

　メジャー，ガーゼ（アルコールガーゼ），綿棒，脳波用ペースト，ガーゼ片，サージカルテープ，皮膚前処理剤，その他を必要に応じて用意する．新品の電極は飽和食塩水や脳波用ペーストを用いてエージング処理したものを使用する．被検者には，検査室に案内する前に排泄をすませてもらい，検査室誘導後に眼鏡，ピアス，ヘアピン，カツラなどを外してもらう．

・被検者やその家族に対しての検査説明

　電極を装着している間に，被検者が服用している薬剤や食事の時間，発作状況などの情報を入手すると同時に，緊張を和らげるような声かけを行う．

4. 電極の装着法

電極を装着する手順の一例を示す[2].

①電極装着の基準点となる鼻根と外後頭結節，左右の耳介前点の確認

鼻根は両目の間の鼻の付け根の凹んだ部位，外後頭結節は頭蓋骨の後部切根の正中部，耳介前点は耳珠の直前で頬骨弓最後部の直上を指で押すと陥没する部位である.

② Z，Fz，Cz，Pz の装着

鼻根から外後頭結節を結ぶ線と左右の耳介前点を結ぶ交点の Cz を決定する. 電極の装着部位が決定したら，皮膚前処理剤を塗布した綿棒などで擦過し，脳波用ペーストを頭皮に少量塗布する. その後，電極にペーストを付け頭部に装着する. 電極からペーストが 1 mm 程度はみ出るくらいに押しつけ，その上から 2～3 cm 角のガーゼ片で押さえる. 次に Z 電極を Fpz の位置に装着する. Fpz の位置に Z 電極を装着すると目印となり，その後計測しやすくなる（図 5-1a）. Fpz は Cz を通り鼻根から外後頭結節を結ぶ線上で鼻根から 10％のところに位置する. Fz は Fpz と Cz の中間点となる. Pz は Cz と Oz の中間点であるが，Oz は実際には電極を装着しないため，Cz から Fz-Cz と等距離の正中線上に置く.

③ Fp1，C3，O1，T3 の装着（図 5-1b）

Cz を通り左右の耳介前点を結ぶ線上の耳介前点から 10％離れたところに T3 を装着する. Fp1 は Fpz を通り T3 と T4 を結ぶ線上で Fpz から T3 方向へ 10％離れた位置となる. Oz の位置は外後頭結節-Pz の外後頭結節から 1/3 の位置である. Fp1 と同様に T3 方向に 10％離れた場所を O1 とする. C3 は T3-Cz を結ぶ線および Fp1-O1 を結ぶ線の中間とする.

④ F3，P3，F7，T5 の装着（図 5-1c）

F7 は Fp1 と T3 の中間点，T5 は T3 と O1 の中間点となる. F3 は Fp1 と C3 および F7 と Fz の中間点，P3 は C3 と O1 および T5 と Pz の中間点となる. 左半球の最後に A1 電極を耳朶の前表面に装着する. 左半球の電極がすべて装着完了したら，右半球も同様に装着する.

脳波のとりかた

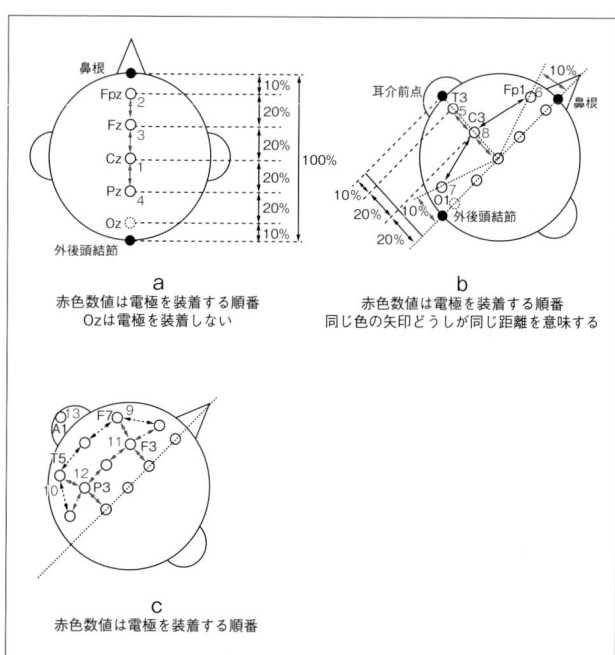

図 5-1 電極の装着手順

a
赤色数値は電極を装着する順番
Ozは電極を装着しない

b
赤色数値は電極を装着する順番
同じ色の矢印どうしが同じ距離を意味する

c
赤色数値は電極を装着する順番

⑤電極装着後の確認

心電図を含むすべての電極装着が終了したあと，必ず接触インピーダンスの確認を行う．頭部の電極接触インピーダンスが10 kΩ以下になっていることが望ましい．最後に電極リード線をできるだけ束ねる．

5. 記録の実施

(1) 事前準備

① 事前に記録依頼内容（病名，症状，経過，診断上の問題点，検査目的，治療薬剤，前回脳波所見など）を確認する．

② 記録の最初と最後に校正波形を記録する．デジタル脳波計では校正波形に加えて，リファレンス電極を基準とした誘導を，頭皮上の全電極部位では10秒以上記録する．記録は少なくとも基準電極導出および縦方向，横方向の連結双極モン

タージュで行う．モンタージュは日本臨床神経生理学会が提案した標準モンタージュ[3] を使用することが望ましく，必要に応じ各施設独自のモンタージュを併用する．

(2) 安静記録

目的：基礎律動の確認をする．

方法：被検者をリラックスさせ，指示を出し，安静，覚醒，閉眼の状態にする．外部や生体からのノイズが混入しない状態で基準電極法，双極導出法，その他の導出法を組み合わせ記録する．

開閉眼，閃光刺激，過呼吸については「5-4）賦活法，65 頁」を参照．**睡眠**については「7-2）判読，103 頁」を参照．

文献

1) Jasper HH : The ten-twenty electrode system of the international federation. Electroencephalogr Clin Neurophysiol 10 : 371-375, 1958.
2) 杉山邦男：脳波電極を正しく貼るコツ．検査と技術 41：3，213-216，2013.
3) 大熊輝雄・他：臨床脳波学　第 6 版. 医学書院，2016, pp40-43.

（杉山邦男）

脳波のとりかた

2—小児（未熟児を含む新生児）の脳波

1. 方 法

・病棟（NICU や GCU）での記録が多いため交流との戦いとなる．保育器のなかの児の記録は入力箱を保育器のほうに向け，なるべく近づける．個室ではないため，看護師の動きにより脳波に基線の揺れや棘波と間違えるようなアーチファクトが混入しやすい．

・脳波電極は，ガス滅菌して使用し，モンタージュは双極誘導で記録する[1]．新生児（未熟児を含む）の脳波記録は睡眠パターンの判読をするので，脳波以外に眼球運動，オトガイ筋電図，鼻呼吸センサー，腹呼吸センサーを装着する（**図 5-2**）[2]．

・人工呼吸器や酸素マスクを使用している場合は，場合に応じて装着する．記録条件を**表 5-2**[2] に示す．睡眠パターンをみるため徐波が多い，時定数は 0.3 秒で固定，高周波フィルタは 30 Hz まで使用可能である．**図 5-3** に時定数の違いによる脳波波形の変化を示す．波形に歪みが出ているのがわかる．

・発作をとらえる場合は，伸縮包帯で頭を覆い記録する（**図 5-4**）．

2. ポイント

(1) 自然睡眠で記録する

・睡眠脳波の活動が脳の成熟を反映している．睡眠脳波が重要で授乳をすませてから記録を開始する．

・睡眠周期は 45〜60 分であり，睡眠サイクルをみながら記録していく．

(2) 接触抵抗を落とすのにアルコールは禁止

・アルコールに対して敏感な児もいるため微細な研磨剤を使用する．

・皮膚のトラブルに注意する．

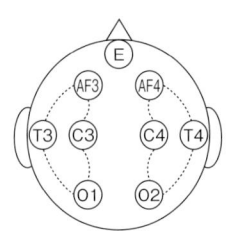
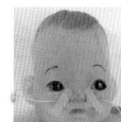鼻呼吸センサー
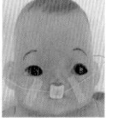

新生児用　小児用

脳波の電極は通常8電極.
AF3はFp1とF3の中点,
AF4はFp2とF4の中点.
成熟児ではFz, Cz, Pz, A1, A2を
追加するとより望ましい.

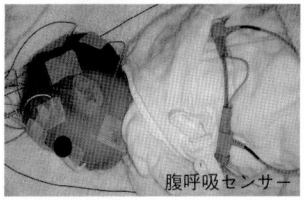腹呼吸センサー

図 5-2　新生児のモンタージュ（左）と鼻・腹呼吸センサー（右）

表 5-2　新生児脳波の記録条件

指標	時定数	高周波フィルタ	GAIN（μV/m）
脳波	0.30	120, 60, (30)	10
心電図	1.00	60	75
呼吸センサー	2.00	30	20
眼球運動	2.00	30	20
オトガイ筋筋電図	0.03	120	10

(3) 体位は仰臥位が望ましい

・脳波電極がベッドに接触する数や体位によって脳波波形に影響を及ぼす.
・睡眠が深くなると酸素が低下する場合や眠れない場合は, 腹臥位での記録になる場合もあり, どのような状態で記録したか記載する.

(4) 高頻度振動換気人工呼吸器（ハーモニック）の振動を止めてもらう

・脳波に振動によるアーチファクトが混入するので, 記録の間振動を止めてもらうよう協力を仰ぐ.

脳波のとりかた

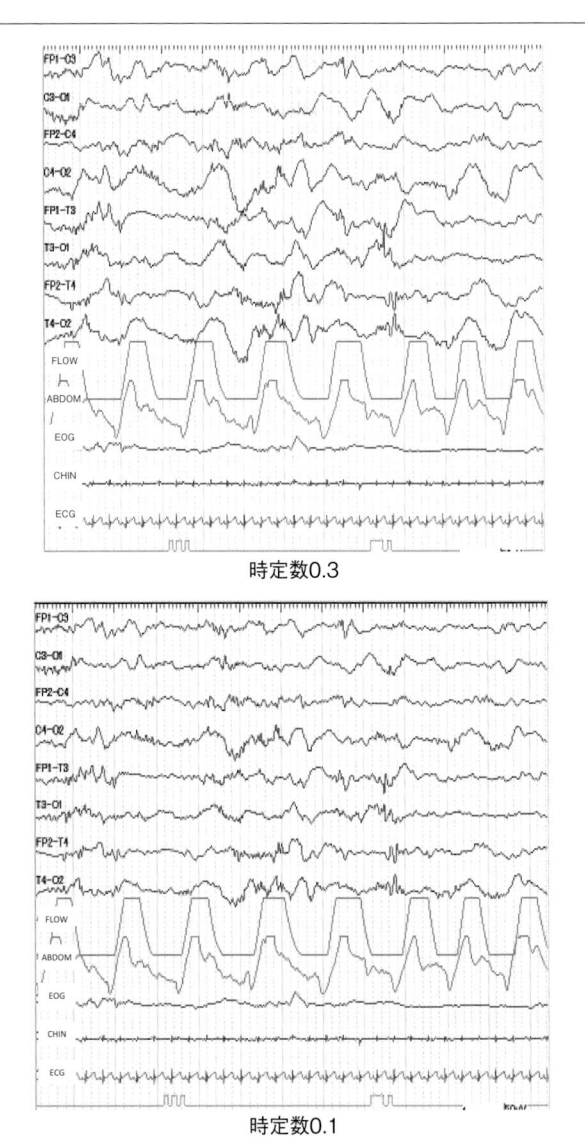

図 5-3 時定数の違いによる脳波波形の変化

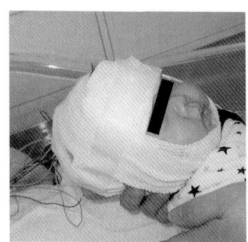
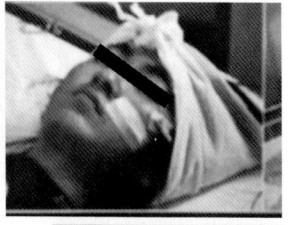

成人・小児　幼児・新生児

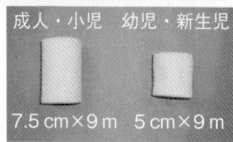

7.5 cm×9 m　5 cm×9 m

図 5-4　伸縮包帯や三角巾使用例

3—小児（乳児期を含む）の脳波

1. 方 法

・モンタージュは成人と同様 10-20 法が通常であるが，児の状態によっては電極数を少なくしてもよい．たとえば，痙攣発作時，発達遅滞児や病棟での意識レベルをみる場合である．記録も成人と同様，覚醒期と睡眠期の両方の記録が必要であり，そのための工夫が必要となってくる．

・電極装着時じっとしている児は少なく，特に未就学時ではかなりの労力を必要とするのは容易に想像できるだろう．そのような場合では，家族の協力が必要になってくる．

・事前に「遅寝早起き」と検査時間まで午睡するのをやめてもらうことは必須であり，児のお気に入りの玩具，おしゃぶりや本などを持ってきてもらうのも対策の一つである．また，検査室でも準備できれば用意しておく．

・どうしても電極の装着や自然な入眠が困難な場合は睡眠剤を使用する．トリクロリールやエスクレ坐薬が使用されることが多い．

・薬剤を使用する場合は，記録の後半には必ず覚醒脳波を短い時間でもよいので記録する[3]．

2. ポイント

(1) 検査前にはトイレをすませておく

・記録開始時にはトイレに行きたくなくても，検査中に「おしっこ」と言われると，覚醒→睡眠→覚醒のパターンが取れなくなる場合もある．また，電極の再装着も必要になってくる[4]．検査開始時に尿意がなくとも，検査時間は長いのでトイレをすませておく．

(2) 電極が体動で外れないようにする

・小児は体動が多く，電極装着中に何回も起き上がる場合がある．
・痙攣が起こりそうな場合や多動が目立つ場合は，ネット，伸縮包帯や三角巾で頭を覆うと電極の外れを防ぐことができる（図 5-4）．

(3) 閉眼できない場合はどうするか

・教科書的にはタオルを置くとされているが，小児の場合は嫌がることが多い．
・スムーズに記録を進めていくには，開眼のまま記録して，ときどき「10 数えるまで目を閉じよう」と言って閉眼させる．できそうだったら数をゆっくり数える．
・閉眼できない場合は，手で目を押さえて少しでも閉眼脳波を記録する[5]．

(4) 家族に抱っこしてもらう

・不安で落ち着かない児は，家族に抱っこしてもらうと落ち着く場合がある．
・乳児であれば授乳しながら記録すると寝る場合がある．

(5) 眠剤は満腹時には飲ませない

・飲ませるときに暴れるので，満腹時に飲ませると誤嚥になる可能性がある．
・飲ませて 15 分ほど時間を空けて食事をしてもらえばお腹も膨れ眠気が増すと考えられる．

(6) 眠剤使用の場合はモニタリングする

・トリクロリールの重要な基本的注意に「呼吸抑制等が起こることがあるので患者の状態を十分観察すること．特に小児では呼吸数，心拍数，経皮的動脈血酸素飽和度などをモニタリングするなど，十分注意すること」とある．

・図 5-5 左は CO_2 濃度測定器である．酸素低下より早く現れるといわれているが，実際に使用したところでは 3 歳までは使用できるが，それ以上大きくなると違和感があり手で外してしまう場合が多い．

・図 5-5 右は経皮的動脈血酸素飽和度測定器である．現在では，脳波計で測定できるようになっているが，ポリソムノグラフィ検査機器のようには記録されず，リアルタイムに数字が出るのみになっている．

(7) 小児の脳波記録はチームで協力する

・小児の脳波記録は，家族の協力が不可欠であり，家族が児に対して寝ないことに腹を立てると児も安心して眠ることができない．家族が児の状態を冷静に受け止めるためには，検査者もフォローしていくことが重要である．

・そのためには検査者には目的にあった脳波記録ができる技術は必須であり，技術や経験を積むことは重要である．

・まさに家族，児，検査者のチームワークが，よい記録のコツ

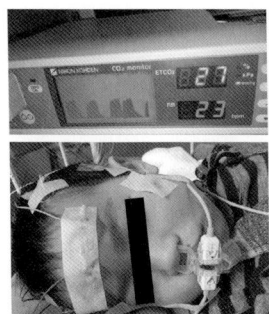
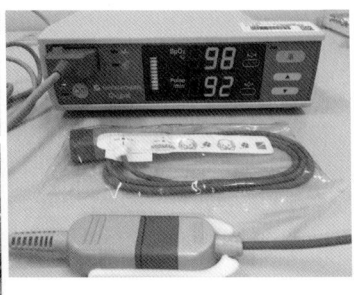

図 5-5 　CO_2 濃度測定器・使用例（左）と経皮的動脈血酸素飽和度測定器（右）

と考える[6].

文献

1) 早川文雄・他：睡眠段階と脳波パターン　誰でも読める新生児脳波　新生児脳波の読みかた＆考え方. 診断と治療社, 2008, pp8-16.
2) 一般社団法人日本臨床衛生検査技師会（監修）：JAMP 技術教本シリーズ　神経生理検査技術教本. じほう, 2017, pp56-61.
3) 伊藤進・他：臨床脳波を行う技術師のために　小児脳波. 臨床神経生理学, 42(6)：378-386, 2014.
4) 臨床神経生理学会：改訂臨床脳波検査基準2002. 31(2)；228-230, 2002.
5) 石郷景子：臨床脳波を行う技術師のために　脳波の賦活法. 臨床神経生理学, 42(6)：371-377, 2016.
6) 石郷景子：成人脳波, 第53回日本臨床神経生理学会　技術講習会テキスト. 2016, pp11-21.

（石郷景子）

●コラム：臥位における脳波電極装着の工夫

　電極コードの色別の利用，装着手順の工夫によりストレッチャー上や病棟また乳幼児の臥位での脳波電極装着が容易にでき時間短縮を図ることができるので紹介する.

1. 電極の工夫
　① 電極装着部位ごとに電極コードの色（**図1**）を決める.
　② 電極を左側分と右側分に分けてまとめる.
　③ F-T-O を結ぶ外周とその他に分け左側分（青色）と右側分（赤色）をそれぞれ結束バンドで結ぶ（**図2**）.

こうすることで，脳波検査中に電極が外れた場合，電極コードの色で外れた場所がすぐにわかるので速やかに対応できる.

2. 装着準備の工夫
　① ミニ電極箱に電極コードを差し込んでおく.
　② 電極にペーストを1mm程度盛り上がるようにあらかじめ付けておく.
　③ 左右に分けてまとめてある電極コードは左側分，右側分に分けて，ペースト，皮膚前処理剤，綿棒，包帯，伸縮包帯など装着に必要な物品とともにセットする（**図2**）.

3. 装着手順の工夫
　① 電極装着部位は 10-20 法に従う. Cz は鼻根部と後頭結節，左右耳介前点を結びそれぞれの中点とする. Fz, Oz, T3, T4は Cz を決めたときの頭囲をもとに決まる.
　② 臥位での装着のため頭部位置の変更を少なくするため一側の外周の後頭部から装着する.

顔を左に向け O2 → T4 → T6 → Fp2 → F8 を装着する（左側からでも可）.

このとき，電極コードの色を部位ごとに決めてあるためコードの色を確認しながら電極を装着できる.
　③ 顔を右に向け O1 → T3 → T5 → Fp1 → F7 を装着する.
　④ 外周を装着し終えたら固定のため包帯（伸縮性のないもの）を「はちまき」のように結び電極に左右差がないか確認する.
　⑤ Fz → Pz → C4 → F4 → P4, C3 → F3 → P3, A1, A2 を装着する.
　⑥ すべての電極装着位置を最終確認し電極コードを束ねる.
　⑦ 必要に応じて伸縮包帯により電極を固定する.

4. 装着のコツ
　① 被検者の頭部側から装着すると左右差がなく装着しやすい. 横側から装着する場合は目線の違いで位置がずれやすいので注意を要する.
　② 装着部位はメジャーで計測するのが基本であるが，困難なこともある. そこで自分の指の長さを知っておき，メジャーの代わりとすることもできる.
　③ 装着部位はしっかり髪をかき分け，綿棒に皮膚前処理剤をつけ，一方向に指先に少し力を入れてこする程度で接触抵抗を下げる. 耳朶や前頭部は蒸しタオルで拭いておくとよい.
　④ 頭皮にペーストを擦り込むようにつける. 塗布量は電極から少しはみ出す程度でしっかり固定し（ペーストを広げすぎない

ようにする)テープでなく電極横の髪をかぶせるように留める.
⑤ 電極コードは一方向へ垂らすように装着する.

5. まとめ
　臥位で脳波電極を正確に短時間に装着する方法として電極コードの色別の利用，装着手順の工夫を紹介した．電極装着の方法や手順は臨機応変な対応が必要となる場合があり，どの方法も練習を重ねて習熟する必要がある．

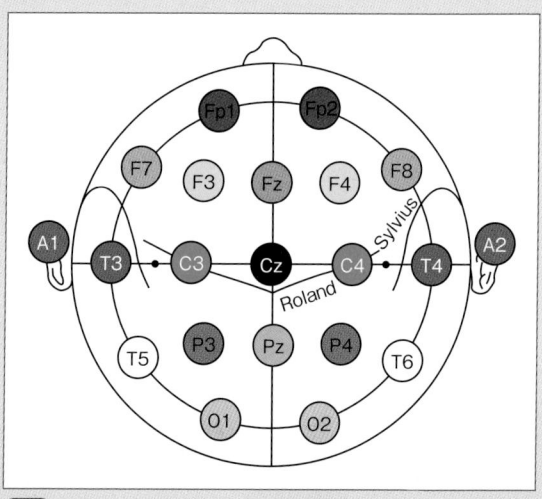

図1 電極の位置とコードの色の1例

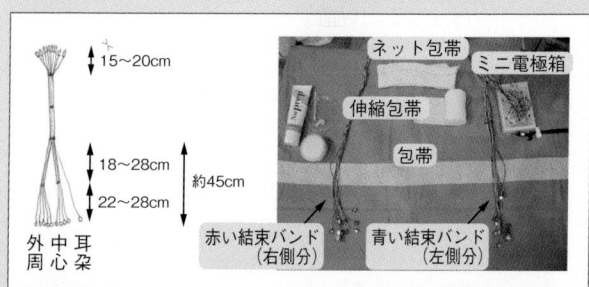

図2 電極を束ねるイメージ図（左）と電極装着時の準備（右）

参考文献
1）久富一毅，水野久美子：第13回脳波筋電図セミナー テキスト，2020 関西脳波・筋電図研究会

（水野久美子）

4─賦活法

　脳波検査で日常的に行われる賦活法は，安静覚醒時の閉眼状態ではみられない異常波の検出や，生理的変化の観察を目的としており，通常，開閉眼賦活，閃光刺激賦活，過呼吸賦活，睡眠賦活を行う（睡眠賦活は次項）．賦活脳波の記録は，被検者の理解と協力が必要となる．検査前の説明や練習を行うことで被検者の緊張や不安を軽減させる．検者一人では困難な場合は，複数人のスタッフで実施するか，親や家族と協力しながら一緒に目的にあった賦活脳波を記録する．どの賦活法においても，被検者の理解度と協力度は発達や障害などの指標となりえるので，不十分な場合や賦活が困難であった場合は，なぜできなかったかを記載する．眠気の強い場合は睡眠賦活から行い，賦活の順番は必ずしも守る必要はない．

脳波のとりかた

●コラム：EOG（electro oculo gram）の記録にあたって

　EOG の電位は前頭部に波及し，脳波と同時に記録される．脳波にとってはアーチファクトとなるため，鑑別のため EOG の同時記録が必要となる．記録にあたっては，眼球の動きによって変化する眼球の静止膜電位〔角膜の表面は（＋），網膜は（－）〕の変動を理解しておくことが大切である．垂直方向の眼球の動きによる電位変化は図に示すように，眼球の上下で逆位相に記録される．水平方向も同様に，両外眼核側と F7，F8 の電極で逆位相として記録されることにより脳波と鑑別できる．

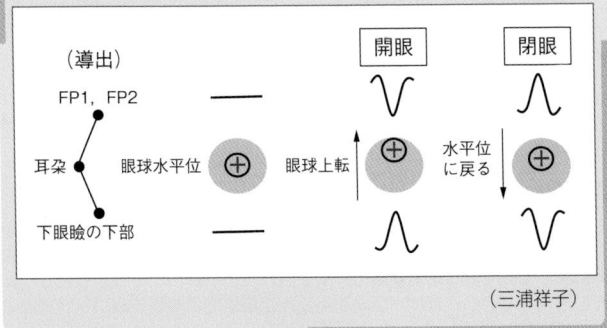

（三浦祥子）

1. 開閉眼賦活

　開閉眼における α 波の減衰や出現を評価することは意識状態や覚醒水準維持の指標となる（**表 5-3，図 5-6**）．

表 5-3　開閉眼賦活の意義と注意点

開閉眼賦活の意義
・優位律動ならびにその他の律動波の反応性の観察
・被検者の覚醒水準の維持ならびに意識状態や協力度の評価
・突発性異常波の誘発，あるいは抑制，小さな棘波の評価
・局在性異常波の観察（抑制が不十分な半球に機能障害の存在）

注意点
・開眼時は一点を注視させるほうが効果的（開 10 秒であるが，状況に応じて増強する）
・眠気の強いときやナルコレプシーなどでは α 波が増強（逆説的 α blocking）
・開閉眼賦活の指示による開閉眼か，自発的なものかをきちんと記録する
・記録開始直後は緊張で本来の α 波が出現していないことがある
・適当な間隔で開閉眼を反復する必要がある（できれば主要誘導ごと）
・開眼前より閉眼直後の α 波のほうが優位律動の評価に適することがある
・指示どおりに開閉眼できなければ，手で瞼を開け閉めする
・閉眼直後に異常波が出現することがある

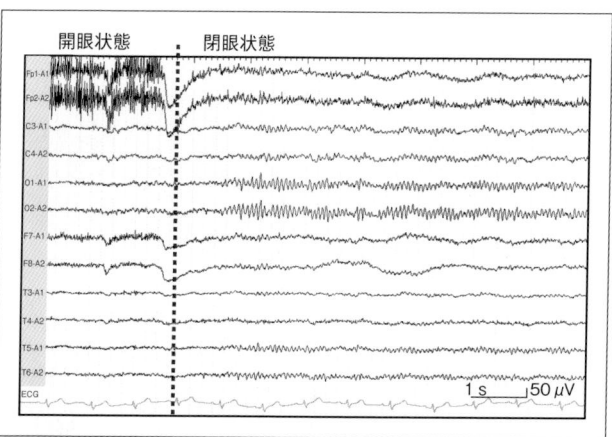

図 5-6　開閉眼賦活後半の波形

20 歳代の女性．点線部より前は開眼状態で α 波が抑制され，意図的に開眼しているため前頭部に筋電図のアーチファクトが多く混入している．点線部より後は閉眼状態で α 波の抑制が外れ後頭部優位にしっかりとした α 波が出現している．また，閉眼することで前頭部の緊張が緩和し筋電図の混入が軽減している．

2. 閃光刺激（光刺激）賦活

閃光刺激による脳波の反応性や突発異常波の誘発，光過敏性の観察などを目的として行う（表 5-4，図 5-7）．

表 5-4 閃光刺激（光刺激）賦活の意義と注意点

閃光刺激賦活の意義
・脳波の反応性（光駆動，優位律動抑制の有無，左右差など）
・突発性異常波の誘発
・光過敏性（光突発反応，光筋原反応）などの観察

注意点
・閃光刺激は覚醒しているときに行う（先立って開閉眼を行うとよい）
・発光部は眼前 15〜30 cm 距離に固定し両目を均等に照射（閉眼または開眼）
・刺激頻度は 1〜30回/秒の範囲で随時選択して実施する
・原則 10 秒間刺激後，約 10 秒間は刺激を中断して観察する
・刺激中に突発性異常波や過度の光筋原反応を認めたら臨床発作への移行防止に努める

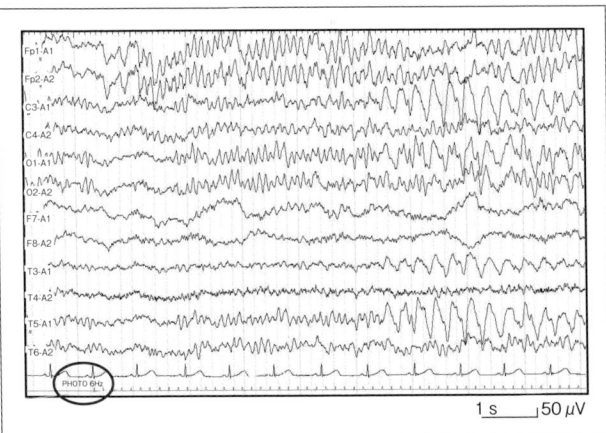

1 s 50 μV

図 5-7 閃光刺激賦活により誘発された異常波（光突発波反応）

9歳の男児．テレビを見ていると気分が悪くなることが多いため脳波検査を施行．

6 Hz 閃光刺激にて高振幅な α 波が前頭部，後頭部優位に出現し刺激5秒後より左半球優位の高振幅な δ 波が出現した．気分が悪くなる症状が出現した．

3. 過呼吸賦活

過呼吸は突発性・非突発性異常波の誘発と，その増強の観察，賦活後のこれらの回復状態および再徐波化の有無の観察などを目的として行う（**表 5-5，図 5-8**）

過呼吸の施行は閉眼状態において 20〜25回/分の割合で 3 分間以上行うことが望ましい．

過呼吸賦活時のポイント

過呼吸賦活における呼吸器感染症の対策として，検査終了後はしっかりとした換気と消毒を行い，シーツや枕カバー等は検査ごとに交換することが望ましい．フェイスシールドの適用なども含め，各施設の感染対策方針に沿って検討しておく必要がある．マスクをした状態で過呼吸賦活を行うと賦活効果は得られにくくなるため，発作や表情の観察が必要なときは装着しないほうが望ましい．

表 5-5　過呼吸賦活の意義と注意点

過呼吸賦活の意義
・突発性異常波，非突発性異常波の誘発とその増強の観察
・build up（脳波の徐波化）および re-build up（賦活後に消失した徐波が再び出現する）の評価
・欠神発作を誘発させる

注意点
・賦活効果判定のため，開始前に安静時記録を 1 分以上は行う
・過呼吸中は脳波変化とともに被検者の状態も必ず確認する
・過呼吸終了後は効果判定のため 2 分以上はそのまま記録を続ける（賦活後 30 秒以内に消失する場合は正常，60 秒以上は異常）
・過呼吸終了時に，被検者の努力度（協力度）を評価し記載する
・過呼吸中に誘発された異常波によっては臨床発作を防ぐため途中で中止する
・被検者に明らかな苦痛や疲労がみられた場合は途中で中止する
・妊婦，心疾患，脳血管障害，呼吸器疾患の人は主治医の指示に従う
・モヤモヤ病と診断されている患者に対しての実施は禁忌である
・自施設の感染対策に沿って，呼吸器感染症対策を行う

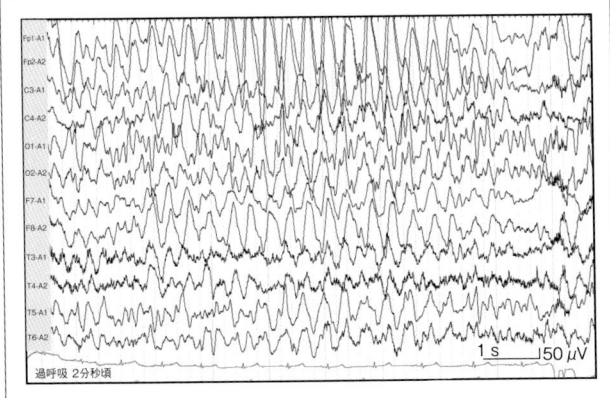

図 5-8 過呼吸賦活により build up が誘発された脳波

7歳の男児．過呼吸2分頃より build up が誘発された．過呼吸は最後までしっかり行うことができ，過呼吸終了後30秒ほどで徐波は消失．過呼吸による突発性異常波の誘発はされなかった．（build up は12歳以下の小児と一部の成人にも出現する）

参考文献

1) 日本臨床神経生理学会 臨床脳波検査基準改訂委員会 改訂臨床脳波検査基準（2002）案

（宇城研悟）

脳波のとりかた

脳波の判読の実際

1—成人脳波（高齢者）

　小児から成人の脳波に移行するのは概ね17歳とされ，高振幅なα律動が低振幅化し，20〜50 μV程度になる．後頭三角波（後頭部に出現する3〜5 Hzの徐波）は約25歳までを正常範囲内とする．

　α律動（8〜13 Hz）は安静，覚醒，閉瞼のときに出現しやすい．したがって計算問題や，入眠，開瞼によって抑制される．ただし，α律動は個人差が大きく，主律動が9〜10 Hzの人もいれば，11〜12 Hzの人もいる．出現部位も個人差があり，後頭部のみ，中心部〜頭頂部〜後頭部優位，ほぼ広汎性，というように異なる．また，出現量も連続性よく出現する人もいれば，多量（100〜70％），中等量（70〜30％），少量（30〜10％）の者もおり，さまざまであるが，10％を割るとpoor αとなる．β波（14〜30 Hz）が主体で，poor αの場合，判定はnormal variant（臨床意義のない変異した波形）となる．低振幅で不規則なβ波が主体でα波の出現がほとんどない場合（low irregular fast rhythm with poor α）もこれにあたる．基礎律動の判定基準を**表6-1**に，normal variantの例を**表6-2**に提示した．

　加齢に伴う脳波変化を**表6-3**[1]に示す．加齢に伴い徐派化することは繰り返し指摘されているが，個人差が大きいため，頭部CT・MRIのように「年齢による相応な萎縮」という表現は用いず，あくまでも成人男性の判定基準にあわせて判定する．

表6-1　基礎律動の徐派異常

9〜12 Hzのα律動が主体である	正常範囲内
8 Hzの遅いα波が主体である θ波が10秒に2〜3個を超える	軽度徐派異常
θ波が主体である δ波が出現する	中等度徐派異常
δ波が主体である	高度徐派異常

表 6-2 normal variant（臨床意義のない変異した波形）

- SSS (small sharp spikes)/BETS (benign epileptiform transients of sleep)：
  軽眠期に出現.
- 14 & 6 Hz 陽性群発
  - 14 Hz 陽性群発
  - 6 Hz 陽性群発
- 6 Hz 棘徐波 (phantom)：徐波の振幅よりも棘波の振幅が小さい
- 速波主体（薬物脳波など）
- Low irregular fast rhythm with poor α
  （低振幅で不規則なβ波が主体でα波の出現がほとんどない）
- 入眠期レム睡眠

表 6-3 加齢に伴う脳波変化 [1,2]

1. 背景活動の徐波化
   α波の徐化, 広汎化
   θ波の増加
2. 反応性の変化
   開瞼によるα抑制の低下
   光駆動反応の変化
   過呼吸反応の低下
3. 側頭部領域の特殊波形の出現
   側頭部徐波
   カッパ律動
   ウィケット棘波
4. 主に入眠期に出現する特殊波形に増加
   前方部緩徐律動

症　例

症例　アルコール依存, アルツハイマー型認知症

　80 歳の男性. 長期に過量飲酒したのち, 53 歳頃より小動物幻視や奇異行動が出現したため入院歴がある. その後, 再飲酒はなかった. 69 歳頃より記銘力障害や見当識障害が出現し, 77 歳時にはほぼ寝たきりとなった. 簡単な会話はできるが, 長谷川式簡易知能評価スケールなどは検査不能であった.

1）判　読

　at rest の基礎活動では 30〜60 μV の 9〜11Hz のα リズムが後頭部優位に多量に出現するパターンで正常範囲内であった. **図 6-1** は入眠期の脳波で, 60〜100 μV の 1.5〜3 Hz のδ波が前頭部優位にときどき出現した（前方部緩徐波律動）. 双極導出で

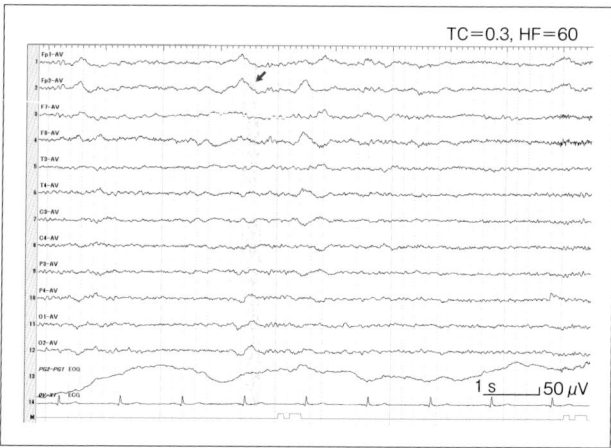

TC＝0.3, HF＝60

図 6-1 アルコール依存, アルツハイマー型認知症（80 歳の男性）

も同部位に同様なδ波が前頭部優位にみられた. これも normal variant なので判定は正常範囲内となる.

2）判読のポイント

　前方部緩徐波律動とは入眠直後あるいは軽睡眠期に高齢者の前頭部に出現する高振幅の 1.5〜3 Hz の徐派である. 中心部や前側頭部に波及することもある. 単発で出現することもあれば, 数個連なったり, 10 秒くらい持続したりすることもある. 睡眠徐波ととらえ睡眠ステージ N3 をつけてはいけない. なお, 軽度（〜中等度）の認知症では脳波が正常範囲内であることが少なくない. 脳波は意識障害を鋭敏に反映するが, 認知症ではそうではなく, 中等度〜重度になってようやく徐波異常やてんかん性異常波がみられるようになる.

文献

1) 加藤昌明：成人脳波. 臨床神経生理検査の実際（松浦雅人編）, 第 1 版, 新興医学出版, 2007, pp111-119.

（太田克也）

2—小児脳波（新生児を除く）

症 例

症例 1　正常脳波（乳児）

　9 カ月の男児．8 カ月時に熱性痙攣重積を認めた．後遺症などはなく，これまでの発達歴に特記すべき点はない．父に熱性痙攣の家族歴がある．

1）判 読

　図 6-2 は覚醒時記録である．3〜4 Hz の不規則な徐波が主体で，頭頂〜後頭部に 8〜9 Hz の波が断片的に出現している（矢印）．

2）判読のポイント

　乳児期は月齢ごとに脳波も発達的変化を認め，中心部の θ 活動がみられ始める．後頭・頭頂部に θ・α 活動を断片的に認めるようになる．左右差を認めることもあり，後頭部の α 律動は生理的に右側優位を示し，右側の振幅が対側より高いことが多いが，本症例では左右差は明らかでない．

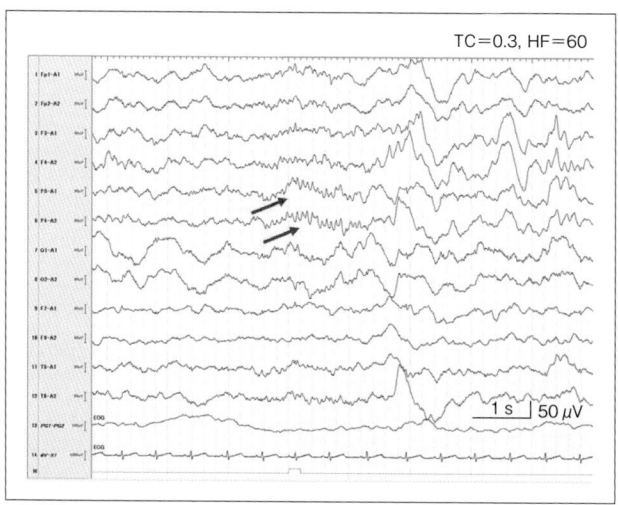

図 6-2　正常脳波（9 カ月の男児）

脳波の判読の実際

73

　10歳の男児．インフルエンザ罹患時に有熱時痙攣を認めた．
発達歴に特記すべき点はなく，てんかんの家族歴もない．

1）判　読

　図6-3は覚醒閉眼時の記録である．9〜10 Hzのα律動を後
頭部優位に認める（赤線）．明らかな左右差，徐波の出現など
もなく，突発波も認めない．

2）判読のポイント

　後頭部優位のα律動は6歳頃から増加し，8歳を過ぎると
10 Hz前後の規則的なα律動が主体をなしてくる．成人と比較
するとやや高振幅を呈することが多く，左右差を認めることは
少ない．

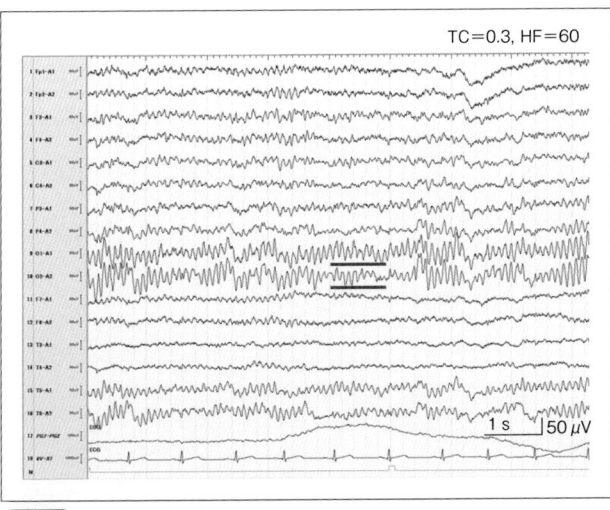

図6-3　正常脳波（10歳の男児）

症例3　Build up

　7歳の女児．焦点性てんかんで加療中．発作コントロールは良好で，学業面も含めて発達面に特記すべき点はない．

　1）判　読

　図6-4は過呼吸施行時の脳波記録である．前頭部あるいは後頭部優位に広汎性のθ波・δ波を認める（赤枠）．局在性を示唆する所見はない．

　2）判読のポイント

　過換気によって二酸化炭素分圧が減少して脳血管が収縮し，脳血流が減少することによって脳波変化が現れる．以前は大脳皮質の酸素量が少なくなるために徐波が出現すると考えられていたが，その後の研究で，血中炭酸ガス濃度の低下の影響を受けるのは視床などの皮質下領域であり，皮質では視床からの非特殊投射系による二次的な影響で徐波が生じると推察された[1,2]．小児では変化が現れやすく，基礎波の周波数が小さくなり振幅が増大することが多い．

　片側性，局在性を認めることもあるが，本症例では両側広汎性に出現している．

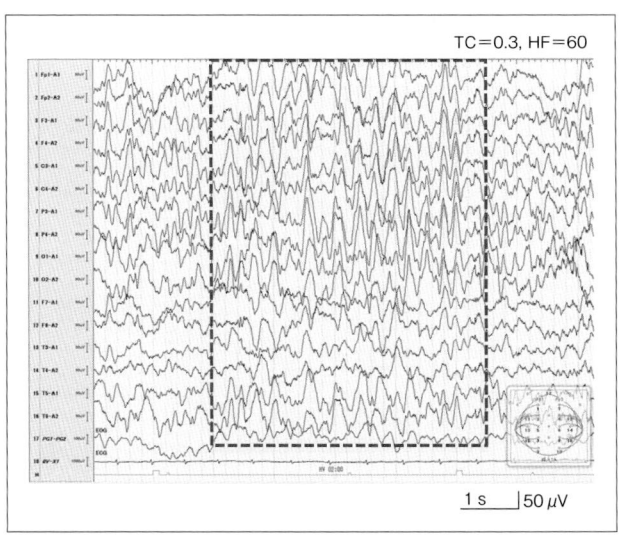

図6-4　Build up（7歳の女児）

症例4 誤りやすい正常脳波（入眠期同期性高振幅θ波）

　7歳の男児．発達歴に特記すべき点はない．有熱時痙攣を反復するために受診した．熱性痙攣の家族歴を認めるが，てんかんの家族歴はない．

1）判　読

　図6-5は睡眠時の記録である．前頭部〜中心部優位に広汎性に高振幅θ波の群発を認める（赤枠）．θ波に先行して出現する小棘波は認められない．両側中心部の振幅が最も高い．

2）判読のポイント

　生後5〜6カ月より出現し，小学校中学年（10歳頃）までみられることがある．前半部に棘波様の波が入り込むこともあり，正常か異常かがとても紛らわしい場合もある．熱性痙攣との関連性が指摘されているが，熱性痙攣に特異的なわけではない．棘波が気になる場合は境界所見として記載しておくことが望ましい．

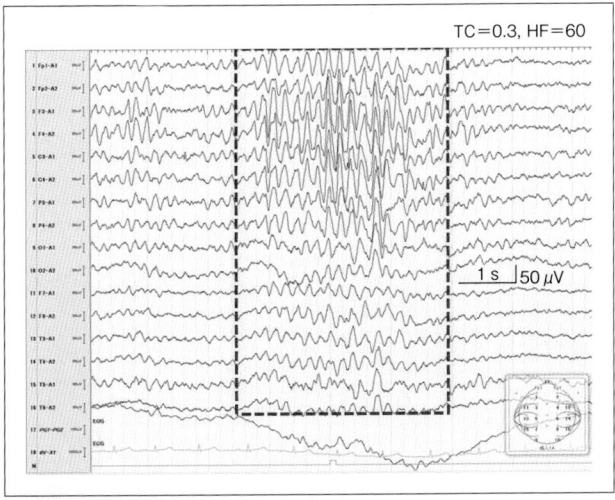

図6-5　入眠期同期性高振幅θ波（7歳の男児）

症例 5　誤りやすい正常脳波（若年性後頭部徐波）

　13 歳の女児．発達歴に特記すべき点はない．無熱性痙攣を認めたため受診した．てんかんの家族歴はない．

1）判　読

　図 6-6 は単極導出，安静覚醒閉眼時の記録である．

　右後頭部に高振幅のδ波を軽度認める（矢印）．

2）判読のポイント

　学童期～思春期にかけて，覚醒時に後頭部にαに混在するδ波を認めることがある．

　直前のα波が鋭い場合，鋭徐波複合と見誤る場合があり，注意を要する．成人になるとほとんどみられなくなる．

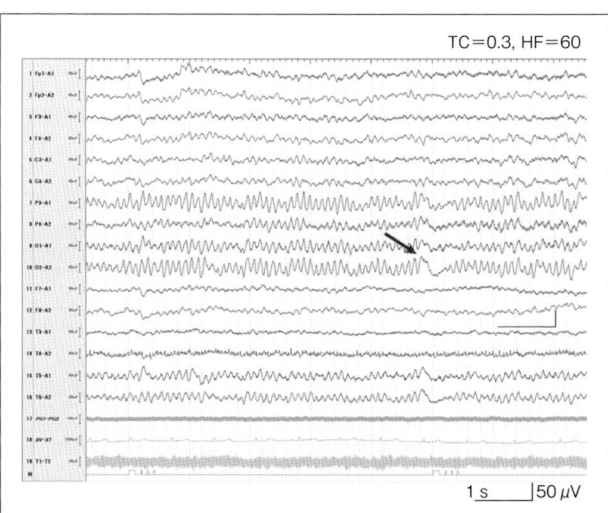

図 6-6　若年性後頭部徐波（13 歳の女児）

症例6 誤りやすい正常脳波（鋭い頭蓋頂鋭波）

　9歳の女児．発達歴に特記すべき点はない．無熱性痙攣を認めたため受診した．てんかんの家族歴はない．

1）判　読

　図6-7は単極導出，睡眠ステージ2の記録である．

　尖端の先鋭な頭蓋頂鋭波を認め，Fz～Czで最も振幅が高い（赤枠）．

2）判読のポイント

　尖端の先鋭な頭蓋頂鋭波は突発性異常波との区別が困難な場合が少なくない．

　睡眠ステージ1～2に出現していること，広汎に出現すること，高振幅で1相性ないし2相性であること，などの頭蓋頂鋭波の特徴をふまえて判断する．

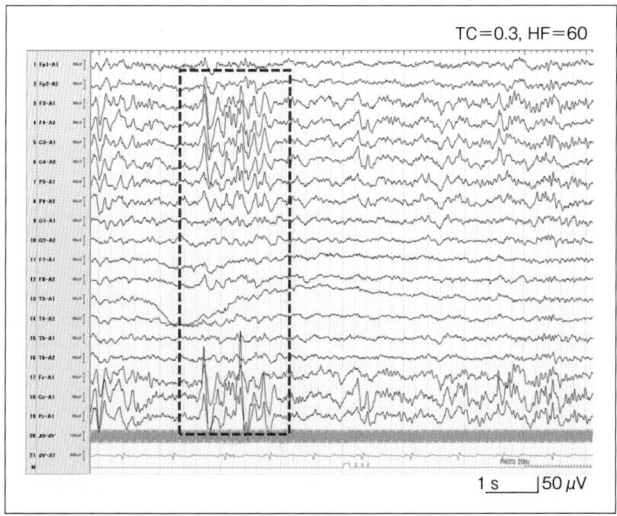

図6-7　鋭い頭蓋頂鋭波（9歳の女児）

症例7　薬物脳波（トリクロリールシロップ®）

　2歳2カ月の男児．妊娠周産期に特記すべき点はなく，これまでの発達に異常なし．突然の動作停止，反応性の低下のエピソードを認めた．トリクロホスナトリウム（トリクロリールシロップ®）による鎮静後に脳波検査を施行した．

1) 判　読

　図6-8 はトリクロホスナトリウム服用による軽眠期の脳波である．後頭部に断片的な5〜7 Hzのθ活動を認める．低振幅の速波を認めるが両側性に出現しており，左右差を認めず（赤枠），明らかな突発波も認めない．

2) 判読のポイント

　ベンゾジアゼピンなどの薬物を服用していると基礎波に速波が増加してくる．小児の脳波検査における鎮静薬として汎用されているトリクロホスナトリウムの服用によっても低振幅の速波が増加することが多い．

　薬物による速波出現は原則両側性に出現する．速波が局在性に出現する場合や高振幅（50 μV以上）を呈する場合は異常と判断する．

脳波の判読の実際

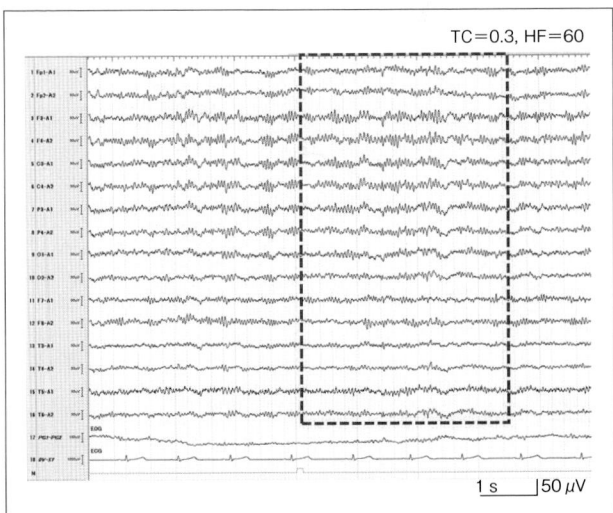

図6-8　薬物脳波（2歳2カ月の男児）

6歳の男児．発達歴に特記すべき点はない．有熱時痙攣を反復し，うち2回は痙攣重積であった．

1）判　読

図6-9は睡眠時の記録である．基線が大きく揺れており，明らかな異常は指摘できない．

2）判読のポイント

基線の動揺は，頭部発汗や体動などで認めることが多く，代謝が活発な小児ではより高頻度に認められる．脳波検査の際には，汗をかかないように検査室の室温の配慮が必要となる．広汎な基線の動揺を認めた際には，耳朶の発汗や接触不良を最初に疑う．

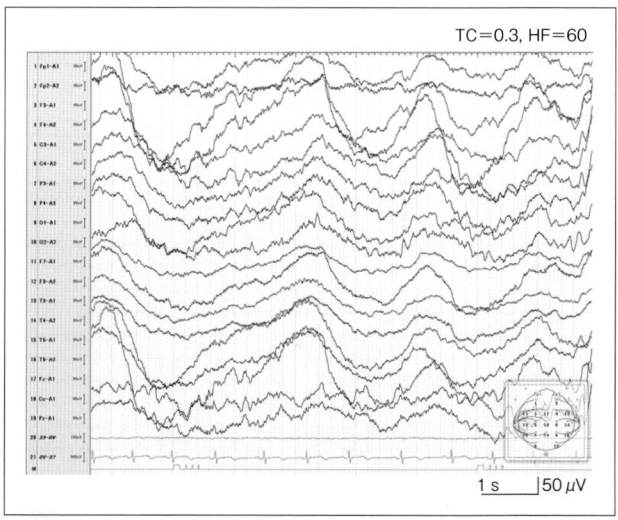

TC=0.3, HF=60

1 s　　50 μV

図6-9　アーチファクト：発汗（6歳の男児）

11歳の男児. 神経発達症の精査目的に受診した. 知的発達に特記すべき点はないが, 軽度の多動性を認める.

1) 判 読

図6-10 は安静覚醒開眼時の脳波記録である. 両側前頭極部から前頭部に約3Hzの不規則なδ波を連続的に認めている（赤枠）.

2) 判読のポイント

瞬きは, 多動性を認める児や不安の強い児でみられやすい. 一見すると前頭部優位の連続する徐波にみえるが, 開眼での記録に加え, 前頭部に筋電図が混入していることから鑑別ができる.

しかし, 症例によっては鑑別が困難な場合もある. 瞬きを確実に鑑別するためには, 脳波施行時の本人の様子や表情を観察もしくはビデオカメラで記録しておくことが必要である.

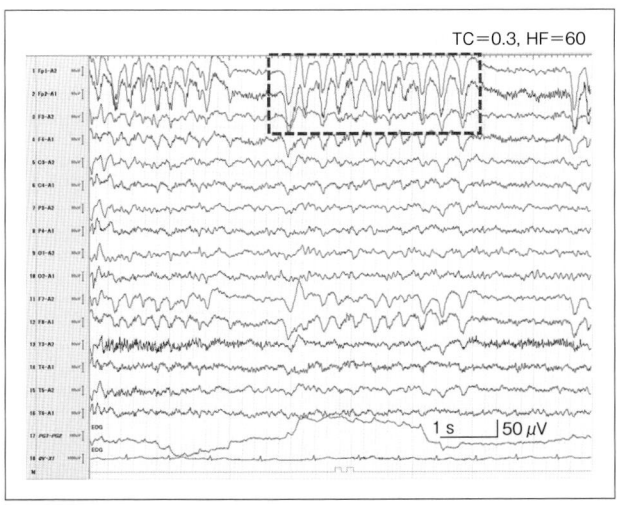

図6-10 アーチファクト：瞬き（11歳の男児）

脳波の判読の実際

5歳男児．発達歴に特記すべき点はない．今回，動作停止し，顔色不良となるエピソードを認めたため受診した．

1）判　読

図 6-11 は睡眠時の記録である．左半球全体に鋭い小棘波を頻回に認める（赤線）．この波は規則的に出現しており，心電図の波と完全に同期・一致しているのがわかる．

2）判読のポイント

半球全体に振幅がほぼ同一の波が規則正しく出現する場合は，最初に心電図の影響を考える．心電図の影響は双極導出でほとんど認められなくなる．診断の際は常に確認する．

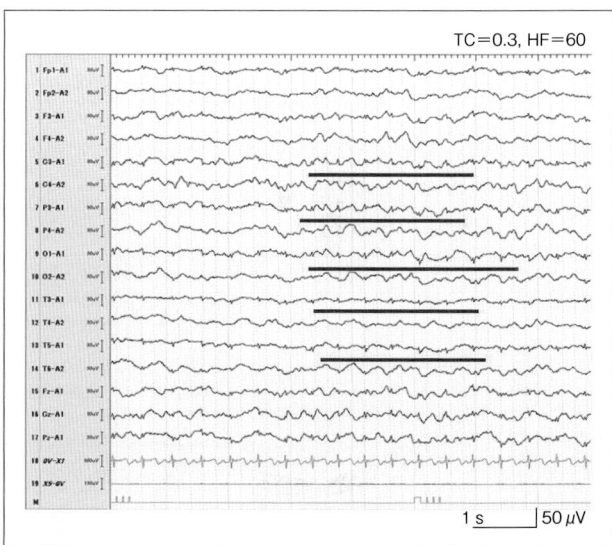

図 6-11　アーチファクト：心電図（5歳男児）

参考文献

1) Sherwin I : Hyperventilation : mode of action and application in electroencephalography. Am J EEG Technology 24 : 201-211, 1984.
2) Patel VM, Maulsby RL : How hyperventilation alters the electroencephalogram ; A review of controversial view points emphasizing neurophysiological mechanisms. J Clin Neurophysiol 4 : 101-120, 1987.
3) Waltz S et al : The different patterns of the photoparoxysmal response ─a genetic study. Electroencephalogr Clin Neurophysiol 83 : 138-145, 1992.

（金村英秋，高橋　修）

●コラム：自在曲線定規

　脳波電極装着計測では，メジャーを使用して 10-20 電極の位置を決める．メジャーを一人で使いこなすのは難しいが，自在曲線定規は一人でも十分使用可能である．この定規は，名前のごとく曲がる定規で，頭の形に合わせたり曲げたりしたまま計測できる．長さは数種類あり，頭部の計測には 40 cm が妥当である．片面は黒色目盛りで 0 からのスタートで 40 cm の目盛り，もう片面は赤色目盛りでセンターを 0 基点として両サイドに 20 cm の目盛りがある．一度試してみてはいかがだろうか．

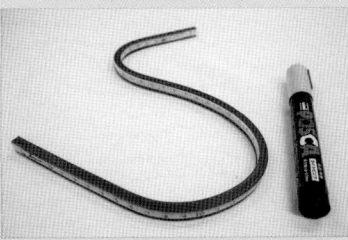

（石郷景子）

3—小児脳波（新生児）

症　例

　日齢 0 の男児．在胎 40 週 2 日，出生体重 3,600 g，分娩直前に胎児心拍数低下がみられたため吸引分娩で出生した．初期蘇生への反応は良好で全身状態は速やかに安定したが，経過観察のために NICU に入院した．

　生後 13 時間で間代性の全身痙攣がみられ，脳波を測定した．

1）判　読

[脳波パターン]

　図の 4 つのパターンは，不規則な低振幅波形が持続する低振

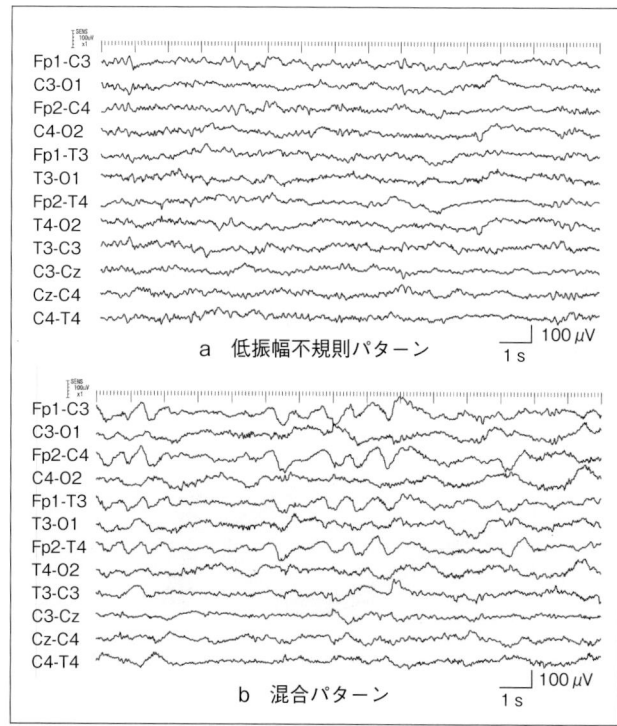

図 6-12　成熟新生児の脳波パターン

幅不規則パターン（**図6-12a**），低振幅な波形のなかに高振幅の徐波が間歇的にみられる混合パターン（**図6-12b**），高振幅徐波が連続し，基線が消失する高振幅徐波パターン（**図6-12c**），高振幅徐波と低電位波形が数秒間隔で交互にみられる交代性パターン（**図6-12d**）であり，すべての睡眠パターンが記録されていた．

　約1～1.5 Hz，100 μV程度の振幅の，同じ形の波形が律動的に繰り返し30秒から1分程度持続する所見が複数回観察され，その一部は臨床的な痙攣発作に一致してみられた（**図6-13**）.

［週数判定］

　徐波の振幅と周波数，交代性パターンにおける群発間間隔，transientsから修正週数（在胎週数に出生後週数を足した修正

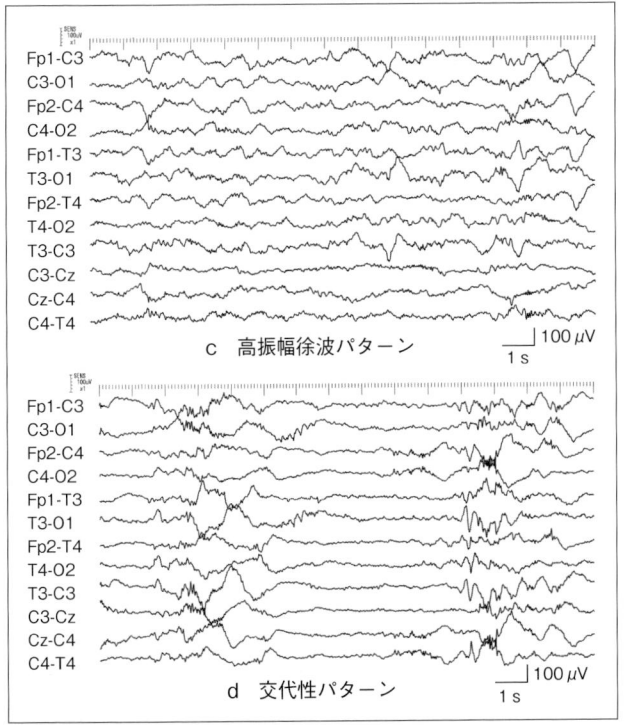

c　高振幅徐波パターン

d　交代性パターン

図6-12　成熟新生児の脳波パターン（つづき）

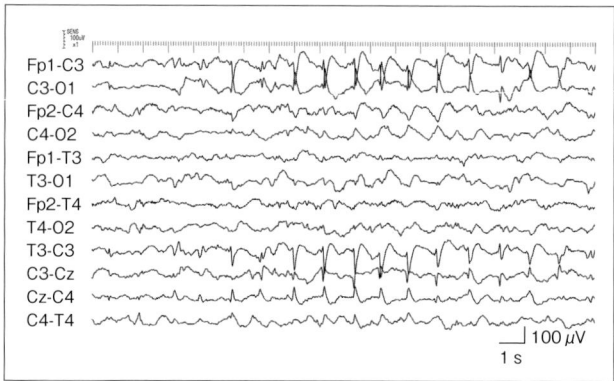

図 6-13 新生児発作の脳波

齢）40 週相当の脳波であると判断した.

[急性期異常]

　睡眠周期がみられ，群発間間隔の延長がない．高振幅徐波の振幅の低下や，交代性パターンにおける低振幅部分の平坦化はみられず，脳波活動低下を示す所見は認めなかった．

[発作]

　律動的な一定形態の徐波の反復は新生児発作を示す脳波所見であり，臨床的な発作を伴うもの（clinical seizure）と，臨床的な発作を伴わない脳波変化のみのもの（subclinical seizure）がみられた．

2）判読のポイント

(1) 新生児脳波の特徴

・徐波の評価が重要なため，必ず時定数（TC）0.3（LCF 0.53）で波形表示して判読する．

・修正週数により脳波所見が大きく異なり，判読は各修正週数の正常所見を基準として行う．

・脳成熟に伴う脳波所見の変化の原則は，①成熟するほど徐波が小さくなり多型性を増す，②成熟するほど連続性が増す，③成熟するほど群発間間隔が短縮する，④修正週数に特徴的な transients がある，の 4 つである（**表 6-4，図 6-14a〜d**）．

・正期産児の睡眠時脳波パターンは，①低振幅不規則パターン，②混合パターン，③高振幅徐波パターン，④交代性パ

表6-4　新生児脳波の発達的変化のまとめ[1]

修正齢	徐波	TA/TDのIBI	brush	特徴的 transients
26週以下	1 Hz 未満, 300〜400 μV	20〜80秒	認めない	frontal sharp bursts, occipital sharp bursts
27〜28週	1 Hz 前後, 300 μV 前後	20〜60秒	乏しい	high amplitude theta
29〜30週	1〜1.5 Hz, 200〜300 μV	10〜30秒	少ない	rhythmic temporal theta
31〜32週	1.5 Hz 前後, 200 μV 前後	10〜20秒	多い	transients は少ない
33〜34週	1.5〜2 Hz, 150〜200 μV	10〜15秒	多い	temporal sharp transients がときに出現
35〜36週	少ない (2 Hz 前後, 150 μV 前後)	5〜15秒	やや多い	temporal sharp transients
37〜38週	少ない (2 Hz 以上, 100 μV 前後)	5〜10秒	少ない	frontal sharp transients bi-frontal slow bursts
39〜40週	同上	3〜8秒	乏しい	frontal sharp transients bi-frontal slow bursts
41〜42週	同上	2〜3秒	認めない	transients は少ない

TA：交代性パターン，TD：非連続性パターン，IBI：群発間間隔

ターンの4パターンに分類される.

(2) 急性期異常

・特徴的な所見は，連続性の低下，振幅の低下，速波成分の消失である（図6-15a）.

・軽度の急性期異常は交代性パターンにのみ認める場合があるため，脳波記録のなかにすべてのパターンが含まれていることが望ましい.

・低酸素性虚血性脳症では生後1週間以内での脳波所見と予後に強い相関があるため，できる限り早期に記録して活動低下の程度を評価する.

(3) 慢性期異常

慢性期の異常所見は，① disorganized pattern，② dysmature pattern，③ dysmorphic pattern の3つに大別される.

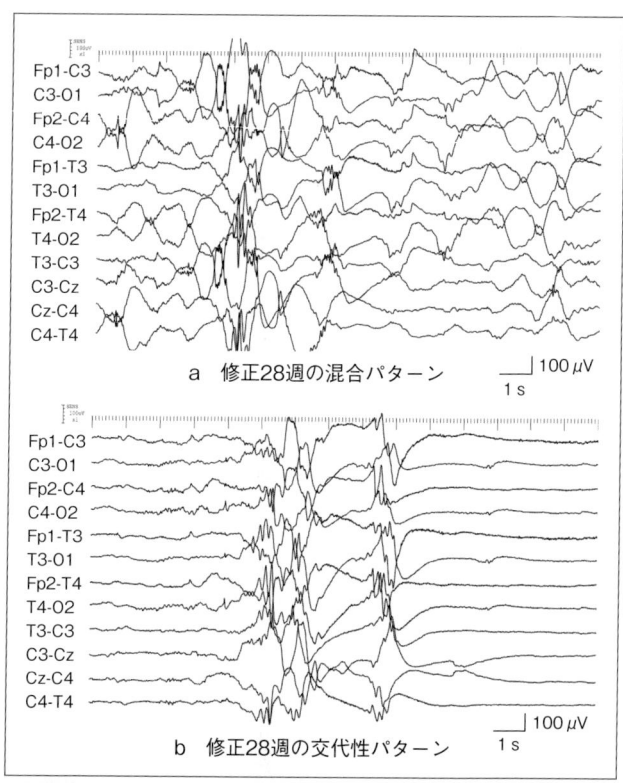

a 修正28週の混合パターン

b 修正28週の交代性パターン

図 6-14 各修正週数における脳波

① **disorganized pattern**：「生理的な脳波構成要素の変形」と定義され，特に δ 波の変形や異常な鋭波/速波の出現が特徴である．早産児の disorganized pattern は，脳室周囲白質軟化症などの深部白質障害を反映する異常で，長期予後として脳性麻痺と関連がある（**図 6-15b**）．

② **dysmature pattern**：「修正週数よりも未熟な脳波パターンの残存」と定義される．脳成熟の遅延または停止を反映する異常であり，長期予後として知的発達症と関連がある．

③ **dysmorphic pattern**：「生理的にはみられない異常パターンの出現」と定義される．先天奇形症候群などの脳形成異常を反

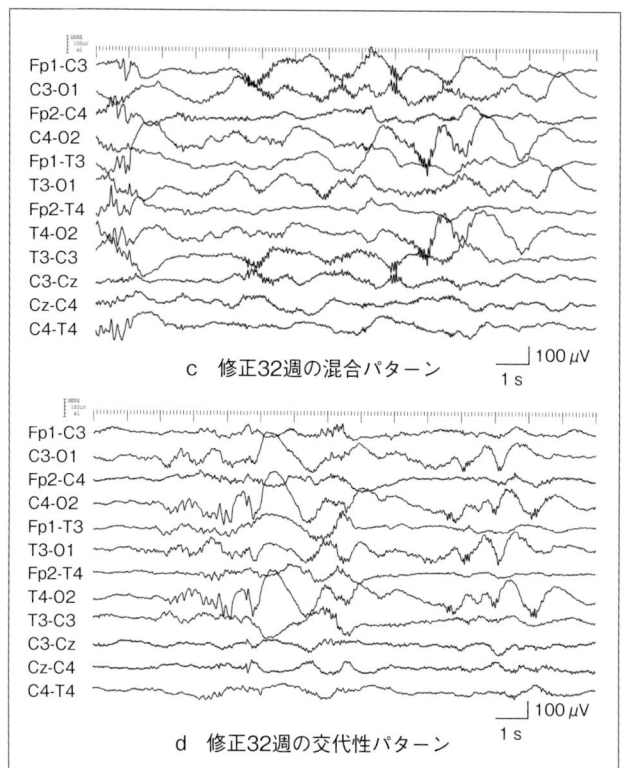

c　修正32週の混合パターン

d　修正32週の交代性パターン

図 6-14　各修正週数における脳波（つづき）

映する.

(4) 新生児発作

　新生児発作は臨床症状では本当の発作を見逃したり，発作で
はない症状を発作と見誤ったりしやすい．脳波モニタリングを
行わなければ正確な診断は困難である．

[発作時脳波の特徴]

・同一形態の波形が繰り返し，律動的，少なくとも 10 秒以上
　持続する．
・起始と終始が明瞭で背景脳波とは明らかに異なる波形の連続

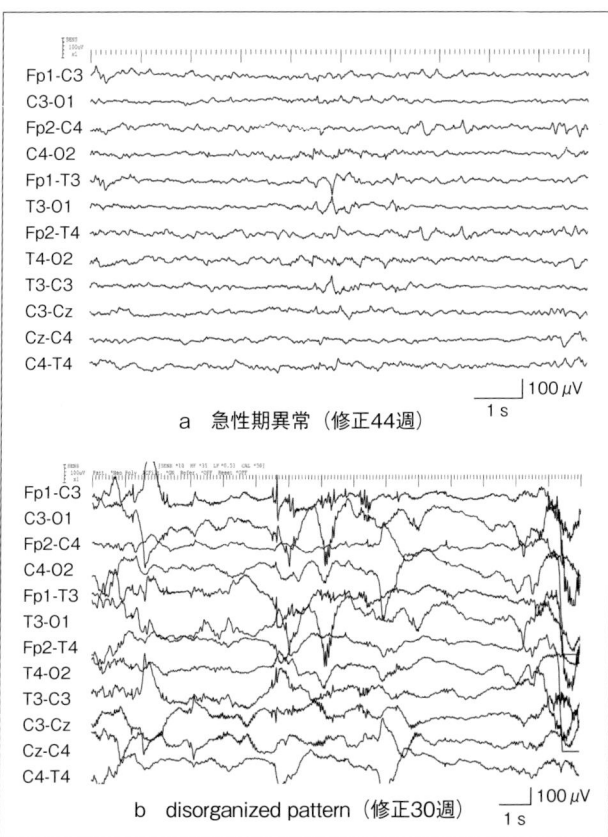

a 急性期異常（修正44週）

b disorganized pattern（修正30週）

図6-15 急性期異常（a）と慢性期異常の脳波（b）

である.

・個々の連続する波形は一定の形態であるが，時間経過とともに振幅，周波数，出現部位が変化することが多い.

文献

1）奥村彰久，城所博之（編）：新 誰でも読める新生児脳波―新生児脳波の読み方，考え方. 診断と治療社, 2019.

（田中雅大，城所博之，夏目　淳）

4—てんかん脳波

症例

症例1　側頭葉てんかん

60 歳代の男性

出生・発育歴：特記事項なし

既往歴：高血圧症

現病歴：最近，呼びかけても返答なくうつろな表情をしていることが何度かあった．自動車運転中に自損事故を起こしたことを契機に受診した．

記録条件：日本光電社製脳波計を用い，高域フィルタ（HF）：120 Hz，時定数 0.3，システムリファレンス C3＋C4/2 にて記録．

1）脳波所見

　　図 6-16 は縦列双極誘導（AP bipolar montage），図 6-17 は Pz を基準電極に設定した基準電極誘導（referential montage），いずれも感度 7 μV/mm で表示している（リモンタージュ）．

[背景活動]

・筋電図のアーチファクト混入が認められず，θ 波が主体となっている．

・睡眠紡錘波（図 6-16a，図 6-17a）を認めるため，ノンレム睡眠第二段階（stage N2）の脳波と判定できる．

[突発波]

・棘徐波複合を認める（図 6-16b，図 6-17b）．棘波成分は AP bipolar montage（図 6-16）において Fp2-F8 に下向き，F8-T4 はほぼ水平，T4-T6 に上向き，T6-O2 に上向きの波形であり，F8-T4 にて位相の逆転を示す．

・referential montage（図 6-17）において同棘波は，F8 および T4 で最大振幅を示す．この振幅は隣接する Fp2，F4，C4，T6 でより低く，かつ F8，T4 から遠ざかるに従って低振幅になっており，電位的なフィールドを有している．

・F3 および F7 に認められる突発波（図 6-16c，図 6-17c）においては，隣接する電極に振幅変化を認めないため（電位的フィールドがない），電極のアーチファクトと判断できる．

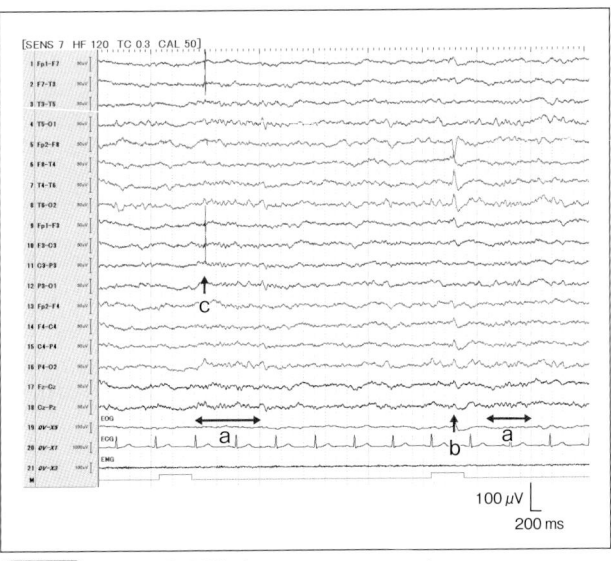

図 6-16 縦列双極誘導 (AP bipolar montage)

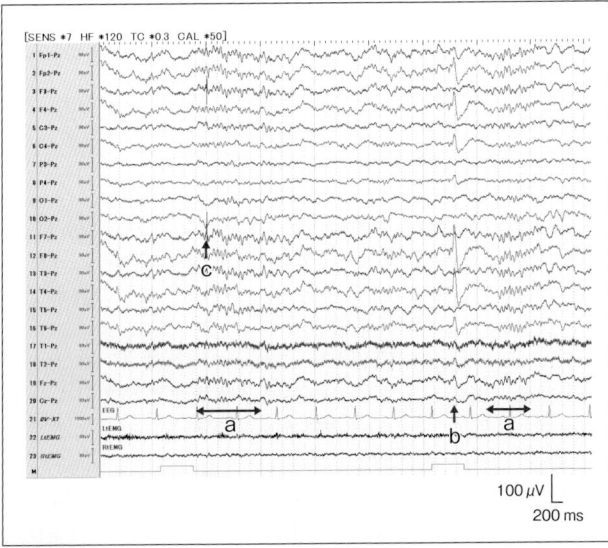

図 6-17 基準電極誘導 (referential montage, 基準電極：Pz)

[コメント]
・この棘徐波複合は突発的に出現しており，上記電位的な
  フィールドから電極のアーチファクトではなく生体由来と判
  断できる.
・正常所見あるいは normal variant にも当てはまらないため異
  常と判定できる
・40 分間の記録において同様の棘徐波複合が同一部位に繰り
  返し認められており，臨床症状からも右側頭葉てんかんが示
  唆される.
 2) 判読のポイント
(1) 覚醒・睡眠時の正常所見を知ること
・覚醒時では筋電図，眼球運動のアーチファクトなどに注意す
  る.
・睡眠時では頭蓋頂鋭波もしくは瘤波（vertex sharp wave もし
  くは hump），睡眠時後頭部陽性鋭波（positive occipital sharp
  transient of sleep：POSTS），K-complex などに注意する.
・覚醒〜睡眠を通じて電極アーチファクト，心電図や脈波によ
  るアーチファクトなどがないか注意する.
(2) 異常を疑ったらまず生体由来かの確認を
   生体由来の波形であれば電位的なフィールドが確認できる
が，電極のアーチファクトでは電位的なフィールドがない.
例：図 6-16c および図 6-17c
・AP bipolar montage では，Fp1-F7，F7-T3 には波形があるが
  T3-T5 には波形がない.
・同様に Fp1-F3，F3-C3 には波形があるが C3-P3 にはない.
・referential montage では F3-Pz，F7-Pz に波形があるのみで，
  その他のチャネルには波形がない.
・電位的なフィールドが確認できないため生体由来ではない.
  すなわち F3 および F7 に生じた電極のアーチファクトと考
  えられる.
(3) どのようなてんかん性異常波があるか
・てんかん性異常波には，棘徐波複合，鋭徐波複合，多棘徐波
  複合，律動性徐波，速波，低振幅化などがある.
・これらは突発的に出現し，過呼吸負荷，閃光刺激，睡眠に
  よって出現しやすくなる場合がある.

(4) 異常波の局在は複数のモンタージュで整合性の確認を

・てんかん性異常波が認められた場合にはその局在の整合性を複数のモンタージュで確認する.

・たとえば棘徐波複合の場合, AP bipolar montage では位相逆転部位, referential montage では最大振幅部位から焦点局在を推定する.

(5) 基準電極をどこに設定するか

・referential montage では基準電極の位置はきわめて重要である.

・基準電極が感知する電位変化はゼロが理想, つまり観察したい波形の局在から最も離れた部位に基準電極を設定するのがベストである.

・側頭部由来の棘波を観察するには, A1, A2 の基準電極は避けるほうがよい (図6-17).

・A1, A2 を基準電極にする場合, 側頭部由来の棘波の電位に基準電極が巻き込まれている可能性 (基準電極のコンタミネーション) を常に考慮しておく.

・棘波の由来を考え, 基準電極の位置を適宜変更しながら脳波を判読していくことが重要である.

症例2 レノックス・ガストー症候群

30 歳代の男性

出生歴・発育歴：特記事項なし

現病歴：2 歳時にヘルペス脳炎に罹患. 以後, 難治性てんかんおよび知的障害を有しておりレノックス・ガストー (Lennox-Gastaut) 症候群と診断. 日単位のてんかん性スパスム, 強直発作, 非定型欠神発作が継続している.

記録条件：ネイタス社製脳波計を用いて, 高域フィルタ (HF)：off, 低域フィルタ (LF)：0.3 Hz, システムリファレンス Oz にて記録した.

1) 脳波所見

図6-18, 図6-19 ともに, 感度 10 μV/mm, 縦列双極誘導 (AP bipolar montage) で表示している (リモンタージュ).

[背景活動]

・図6-18, 図6-19 いずれも筋電図のアーチファクトが認められず, 睡眠期の脳波である.

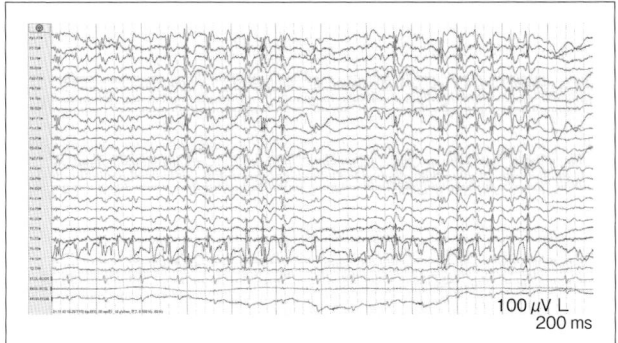

図 6-18 レノックス・ガストー症候群における遅棘徐波複合

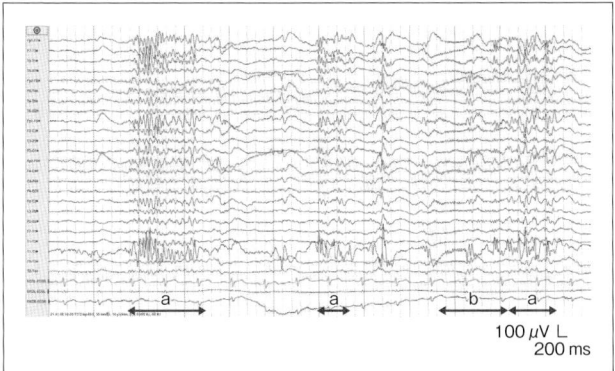

図 6-19 レノックス・ガストー症候群における速波律動

[突発波]

・**図 6-18** において，棘徐波複合が 1 秒間に 1〜2 回，連続的に出現している（1〜2 Hz slow spike-and-wave 遅棘徐波複合）.

・**図 6-18** における遅棘徐波複合はいずれかの半球に限局しているものもあるが，概ね全般性である.

・**図 6-19a** において，1〜2 秒継続する 10〜15 Hz の速波律動（rapid rhythm or paroxysmal fast activity）が繰り返し認められる.

・**図 6-19b** において，25〜30 Hz の低振幅速波が認められる.

2）判読のポイント

・レノックス・ガストー症候群における発作間欠期の特徴的な

脳波所見として，①遅棘徐波複合および，②速波律動があげられ，いずれも睡眠にて出現が増強される.

・遅棘徐波複合は棘徐波または鋭徐波が 1〜2.5 Hz（3 Hz よりも遅い）にて連続的に出現するものである.

・速波律動は，1〜10 秒程度持続する全般性，10〜20 Hz の波形であり，ノンレム睡眠時に繰り返し認められる.

症例3　中心・側頭部に棘波を示す小児てんかん

9 歳の女児

出生・発育歴：特記事項なし

現病歴：5 歳時に全身痙攣あり. 6 歳時から口角のぴくつきや喉頭部の違和感あり. 抗てんかん薬内服開始後，発作は抑制されている.

診断：中心・側頭部に棘波を示す小児てんかん（childhood epilepsy with centrotemporal spikes：CECTS）

記録条件：日本光電社製脳波計を用いて，高域フィルタ（HF）：120 Hz，時定数 0.3，システムリファレンス C3＋C4/2 にて記録.

1）脳波所見

図 6-20 は感度 15 μV/mm，縦列双極誘導（AP bipolar montage）

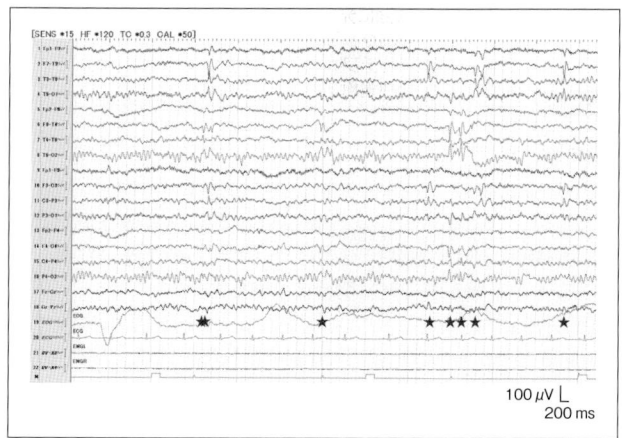

100 μV
200 ms

図 6-20　中心・側頭部に棘波を示す良性小児てんかん（CECTS）

で表示している（リモンタージュ）.

[背景活動]

・後頭部に 9〜10 Hz α波が認められており覚醒時の脳波である.

[突発波]

・左側では T3-C3,右側では T4-C4 にて位相逆転を示す棘徐波が左右独立性に認められている.

2）判読のポイント

・CECTS においては，中心部・中側頭部に局在する棘徐波ないし鋭徐波が左右独立性または同期性に認められる.

・睡眠により突発波は増強され，出現頻度が増加，かつ高振幅となり左右同期性に出現する傾向となる.

（香川幸太，飯田幸治）

脳波の判読の実際

●コラム：エージングをしていますか？

　脳波電極は銀−塩化銀皿電極がよいが，高価なため多くの施設では安価な銀皿電極が使用されているだろう．未使用で新しい銀皿電極は，肉眼的にみると表面に光沢がありきれいな状態にみえるが，実際は細やかな鋭い溝があり，そのまま使用するとスパイク様の雑音や基線の動揺などのアーチファクトの原因となる.

　したがって，新しい銀皿電極を使用する際には，表面に塩化膜を形成させることで分極電圧が生じにくい状態にする処理（エージング処理）を行う．エージング後の表面は緩慢な溝状態になるものの，その処理法・時間などについては施設ごとに異なっているのが現状である.

　処理方法としては，pin 端子を短絡した状態で①生理食塩水に浸す，②飽和食塩水に浸す，③ペーストに練り込むなどの状態を 24〜48 時間以上行う.

　あなたの施設はエージングをしているだろうか.　　　（石郷景子）

睡眠に関する検査

1—検査法

1. とり方

　睡眠脳波には，ルーティンで記録する睡眠と夜間に生じるイベントをとらえるための終夜脳波，主に睡眠時無呼吸などをとらえる**ポリグラフ的なポリソムノグラム（PSG 検査）**がある．最近では，PSG 検査の普及により FULL 脳波（脳波検査時と同じ 10-20 電極を装着できる）が記録できるようになったため，終夜脳波検査記録を実施する施設は非常に少なくなった．

　PSG 検査は，脳波だけではなく眼電図，オトガイ筋筋電図，心電図，体位，胸部・腹部呼吸，鼻・口呼吸，いびき，経皮的動脈血酸素飽和度（SpO₂），前脛骨筋電図などが同時に測定できる利点がある[1]（**図 7-1**）．日本に PSG 検査が入ってきたときは睡眠時無呼吸の患者が主流だったが，睡眠時無呼吸症候群

心電図
体位
胸部・腹部呼吸

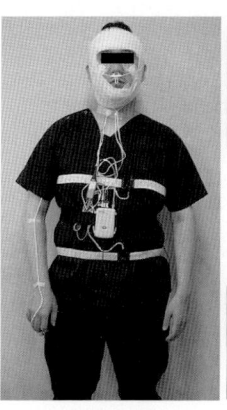

脳波
眼電図
オトガイ筋筋電図
鼻・口呼吸
いびき

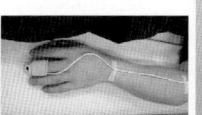

経皮的動脈血
酸素飽和度
（SpO₂）

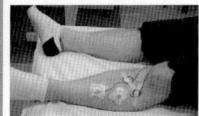

前脛骨筋電図

図 7-1　ポリソムノグラム検査装着風景

は睡眠障害の一部にすぎず，最近では不眠症，過眠症，夜間の
てんかんなどさまざまな疾患に検査を行うことができるように
なった．これにより脳波のモンタージュも case by case で考え
る必要がある．睡眠の検査法は，PSG 検査を中心に述べる．

・ベッドに寝る前に装着した足の電極を洋服のなかから垂ら
  し，胸部・腹部呼吸センサー，SpO2 センサー，脳波・眼球
  運動・オトガイ筋電極を装着する．
・脳波電極は睡眠を判定するのに重要であるため，接触抵抗は
  5 KΩ以下を推奨する．
・脳波電極が外れないように固定する．
・被検者にベッドに寝てもらい，足の電極を固定し，鼻・口呼
  吸センサーを装着し，胸部・腹部呼吸センサーを調整する．
・PC 画面より電極の外れやアーチファクトがないかチェック
  し，検査を開始する．

2. 注意点

(1) 脳波電極の固定は伸縮包帯で行う

・ほとんどの施設がネット包帯を使用している．成人ならあま
  り問題はないが，被検者が肥満な場合，寝返りにより電極が
  ずれる可能性がある．
・小児の検査ではネット包帯をかぶせるとき，怖がり泣いてし
  まう場合もある．伸縮包帯は頭の大きさや形に関係なくフィッ
  トして，固定することができる．
・汗をかいても伸縮包帯がタオルの役目をして汗を吸ってくれ
  る．

(2) 足に体毛が多い人にはネット包帯で固定する

・体毛が多い人や夏期に半ズボンで就寝する人は，寝返りをす
  ると電極が外れてしまう場合があるので固定が必要である．

(3) 脳波モンタージュは case by case でモンタージュを変更する

・図 7-2 は脳波のモンタージュである．AASM 推奨モンター
  ジュ[2]，当院の成人用モンタージュ（高齢者に適している），
  小児用モンタージュ，新生児用モンタージュを適宜使い分け
  ている．

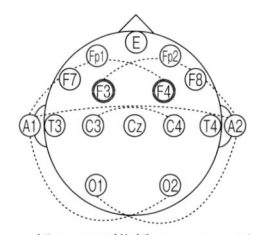
a　新AASM推奨モンタージュ

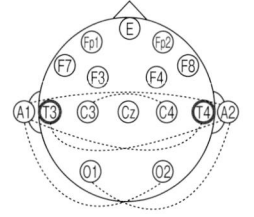
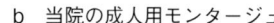
b　当院の成人用モンタージュ

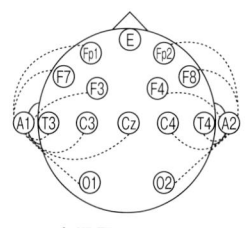
c　小児用モンタージュ

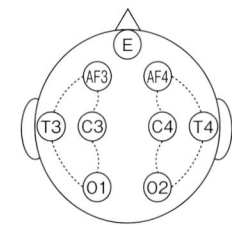
d　新生児用モンタージュ

図7-2　脳波モンタージュ（年齢別）

- 正常老年者における異常脳波出現率は32.7～52％といわれている[3]．κ波や側頭葉てんかんの検出には側頭葉の電極が必要となる．
- 小児・新生児の検査は，睡眠時無呼吸だけでなく，無呼吸発作をとらえるために検査する場合もあるため，通常の脳波モンタージュより小児・新生児用モンタージュを使用するほうがより多くの結果が得られることがある．
- 小児用モンタージュ（**図7-2c**）では，耳朶電極は同側にしてある．突発波があった場合，対側であると左右の波形に突発波がみられることになり，焦点がわからなくなるため，発作の検出には双極誘導がよい．

(4) 胸部・腹部センサーは RIP が記録しやすい

- RIP（respiratory inductance plethysmography）は，呼吸インダクタンスプレチスモグラフィといわれ，細い導線をサイン状にベルトに巻き付けたコイル型センサーで，呼吸運動によって導線の間隔が変化するとインダクタンスが変化し，変化分

に応じた周期のパルスが発振される.
- このパルスの周期を信号処理して呼吸運動の変化をとらえることができる.
- 胸の大きな女性や小さい児にきつく巻かなくてもきれいに記録ができる.

(5) 小児の SpO_2 は足に装着するのがよい

- 成人と同じように，手の指に装着すると自分で外してしまう場合や，指が細くて装着できない場合がある.
- 電極を見るたびに泣く児もいる.
- 母趾なら成人のセンサーで十分に装着できる.
- 母趾が小さい場合は足の側面でも記録できる（**図 7-3**）. できれば装置した上から靴下を履かせておくと外れにくい. 伸縮包帯で巻いておくと靴下の代用になる.

(6) 寝返りをしない児には体位センサーは身体につけないほうがよい

- 体位センサーが小さくなったとはいえ小さい児には負担が大きいため，装着せず身体のそばに置いておくのがよい.

(7) センサーのコード類が首に巻き付かないように注意する

- 小児は睡眠中も何回も寝返りをうつため体動が激しい.
- コード類はなるべく頭の上に置くようにして，付添いの人にも協力してもらうようにお願いする.

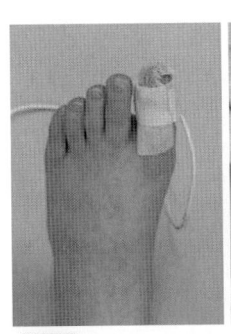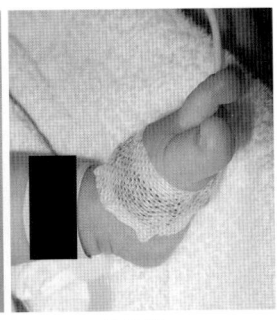

図 7-3 小児への SpO_2 センサー装着例

文献

1) 黒崎幸子：JAMT 技術教本シリーズ　神経生理検査技術教本　睡眠障害についての疾患や検査法．じほう，2017，pp96-109.
2) 米国睡眠医学会（著），日本睡眠学会（訳）：AASM による睡眠および随伴イベントの判定マニュアル．ライフ・サイエンス，2010，pp23-24.
3) 大熊輝雄：臨床脳波学．医学書院，2005，pp115-119.

（石郷景子）

●コラム：脳波・誘発電位検査の保険点数（2020 年改定）

1	脳波検査	720 点	
	睡眠・薬物賦活	250 点	
	診断料	70 点	
2	長時間脳波ビデオ同時記録検査 1	3,500 点	
3	長時間脳波ビデオ同時記録検査 2	900 点	
4	体性感覚誘発電位	850 点	4,5,6 を 2 種類以上行った場合は，主たるもののみ算定 4,5,6 と同時に記録した脳波検査については別に算定できない
5	視覚誘発電位	850 点	
6	聴性誘発反応検査・脳波聴力検査・脳幹反応聴力検査・中間潜時反応聴力検査	850 点	
7	聴性定常反応	1,010 点	6,7 を両方行った場合は，主たるもののみ算定
	終夜睡眠ポリグラフィ		
8	携帯用装置を使用	720 点	
9	多点感圧センサーを有する睡眠評価装置を使用	250 点	
10	8,9 以外で安全精度管理下で行う	4,760 点	
11	8,9 以外でその他のもの	3,570 点	

（石郷景子）

2―判　読

　睡眠脳波検査は睡眠ステージに分けて評価する．睡眠ステージの判定法は Rechtschaffen と Kales による睡眠段階判定法（R&K 法）が広く使用され（**表 7-1**），脳波所見，筋電図，眼球運動により行う．

　R&K 法では睡眠ステージは Stage W（覚醒），Stage 1，Stage 2，Stage 3，Stage 4，Stage REM（レム睡眠）に分類する．Stage 1〜4 はノンレム睡眠と呼ばれる．通常，入眠すると Stage 1 から開始し，Stage 4 へ段階的に睡眠深度が進み，その後 Stage REM が出現し，さらに Stage 1, 2 に戻って再度サイクルを繰り返す．一般に一晩で 3, 4 回程度このサイクルが繰り返される（**図 7-4**）．

1. 各睡眠ステージの脳波の特徴

・**Stage 1**：はじめに脳波上覚醒時に出現する α 波が消失し，低電位で比較的早いさまざまな周波数の混在（low-amplitude, mixed frequency：LAMF）を示し（**図 7-5 左**），緩徐眼球運動（slow eye movement：SEMs）が出現する．その後，頭蓋頂鋭波（hump）が出現する（**図 7-5 右**）．
・**Stage 2**：紡錘波（spindle）が出現し（**図 7-6 左**），その後 K

睡眠に関する検査

表 7-1　睡眠ステージごとの特徴

	脳波	眼電図	筋電図
覚醒（閉眼） Stage W	高頻度（>50%）の α 波	急速眼球運動 （REMs）	比較的高い
Stage 1（Stage N1）	低振幅，α 波<50% 低電位でさまざまな周波数	緩徐眼球運動 （SEMs）	覚醒時より減少
Stage 2（Stage N2）	紡錘波の出現		
Stage 3（Stage N3）	δ 波が 20〜50%		低電位
Stage 4 （Stage N3：AASM 基準では Stage 3, 4 を判別しない）	δ 波が 50%以上		低電位
Stage REM （Stage R）	鋸歯状波 低電位でさまざまな周波数	急速眼球運動 （REMs）	最低電位

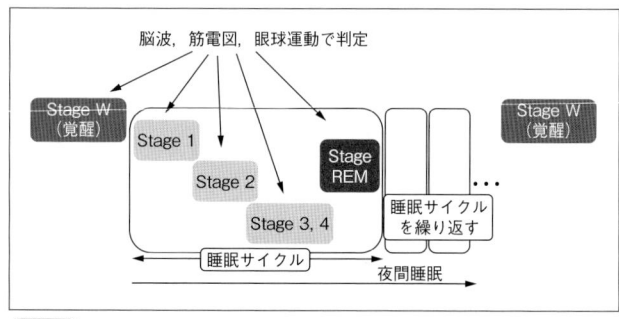

図 7-4 睡眠サイクルと夜間の睡眠

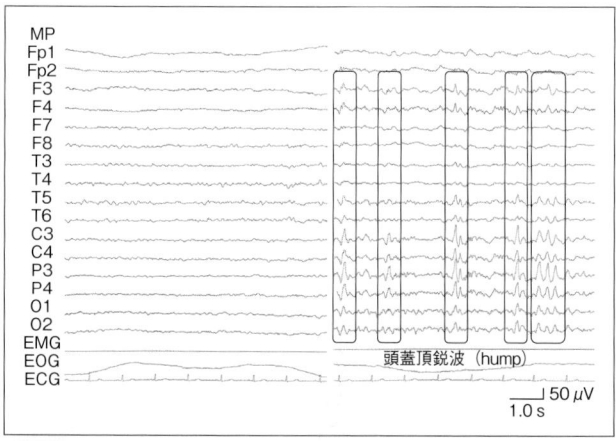

図 7-5 Stage 1 の早期（左）と後期（右）（19 歳の女性）

複合（K-complex）が出現する（**図 7-6 右**）.

- **Stage 3 と 4**：徐波睡眠と呼ばれ，睡眠徐波（δ 波）が出現する（**図 7-7 左**）.
- **Stage REM**：急速眼球運動（rapid eye movements：REMs）が出現する（**図 7-7 右**）.脳波では Stage 1 の初期に近い LAMF がみられる.筋電図は全睡眠中で最も低い筋緊張を示す.

2. 睡眠脳波検査でみられる脳波の特徴

- 日中に施行する脳波検査では Stage 3 まで達することはまれ

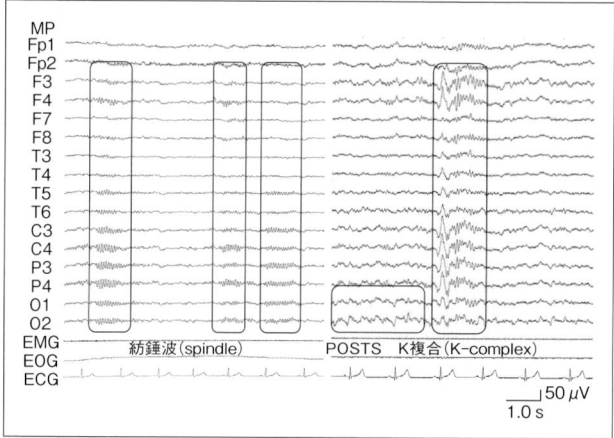

図 7-6 Stage 2 の早期（左）と後期（右）（19 歳の女性）

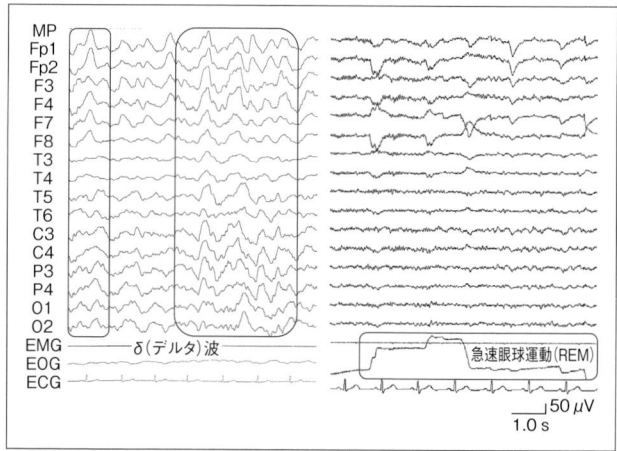

図 7-7 Stage 3, 4（左）とレム睡眠（Stage REM）（右）（19 歳の女性）

で Stage 2 までの判定が重要である.

・検査中は，どの睡眠ステージまで到達したかを記載する.

・てんかん性の突発波などがみられた場合は，どの睡眠ステージで確認されたかを記載する.

- 睡眠脳波では**表 7-2** に示すようなさまざまな波形が出現する．異常脳波との鑑別が必要となる波形はいずれも病的意義はなく，誤判定を防ぐために知っておく必要がある．
- REM 睡眠は通常脳波検査で出現することはまれである．入眠後 15 分以内に出現する場合は入眠時 REM と呼ばれる．入眠時 REM が出現する場合，ナルコレプシーを考える必要がある．
- 小児では正常でも覚醒〜睡眠での脳波変化が大きい．
- 小児では頭蓋頂鋭波は成人よりも大きく，尖っており連発することが多い．そのため，てんかん性異常波と見誤ることがあり注意が必要である．
- 2017 年に，米国睡眠医学会（AASM）が作成した睡眠の判定マニュアルの第 3 版が発行された．AASM の判定法は R&K 法をもとに改変が行われている（**表 7-1**）．内容としては，ノンレム睡眠の表記が Stage N1，N2，N3 となった．Stage 3 と 4 が統合されて Stage N3 となり，Stage 3 と 4 を判

表 7-2 睡眠中に確認される特徴的な脳波所見

脳 波	睡眠 Stage	所 見
LAMF（Low-amplitude, mixed frequency）	入眠期 REM 睡眠期	低電位で遅い α 帯域を含むさまざまな周波数が混在する波形．
頭蓋頂鋭波（hump, vertex sharp wave）	Stage1	中心正中部に出現する，高電位で 3~5 Hz の波．瘤波とも表現される．
紡錘波（spindle）	Stage2	14 Hz 前後の波が紡錘状に連続して出現する．
K 複合（K-complex）	Stage2	瘤波と紡錘波が結合したような形でみられる．睡眠中に音などで刺激されることで誘発することもできる．
δ 波	stage 3/4	周波数 0. 5-4 Hz の徐波．振幅 75 μV の高振幅 δ 波が記録の何%を占めるか計測し，sleep stage の判定を行う．
鋸歯状波	REM 睡眠期	前頭・頭頂部に数秒間出現する．1. 5-5 Hz で，三角形でのこぎりの歯のようにみえる特徴的な波形が連続する．この出現があれば stage REM の判定が可能である．

別する必要はなくなった．レム睡眠は Stage R と表記される
ことになった．

3. 異常脳波との鑑別が必要となる波形

· **sleep onset Frontal intermittent rhythmic delta activity（FIR-DA）**：高齢者の入眠期に出現する．前頭部優位に両側同期性に出現する律動性な δ 波．

· **positive occipital sharp transient of sleep（POSTS）**：成人の入眠期に後頭部に反復して出現する陽性鋭波．

· **phantom spike and wave**：6 Hz の棘徐波結合が入眠期に出現する．ときに覚醒時や光刺激時にも出現することがある．棘波成分は非常に小さく徐波成分に比べて目立たない．

· **睡眠時良性てんかん様一過波（benign epileptiform transients of sleep：BETS）**：入眠期～軽睡眠期に出現する，20～50 μV の単発性の小さな棘波．小鋭棘波（small sharp spikes：SSS）ともいう．

· **14 & 6 Hz 陽性棘波**：14 Hz あるいは 6 Hz の陽性棘波で連続して出現する．軽睡眠期に出現する．

（原　恵子，髙木俊輔）

脳死判定脳波検査

1―法　律

　脳死判定脳波検査を行う際に参考となる法的事項をまとめる（図 8-1）.

1. 臓器の移植に関する法律

・この法律は，平成 9（1997）年 7 月 16 日に公布され，同 10 月 16 日に施行された.
・この法律のなかで「脳死した者の身体」に関して次のように定められている.
　「脳死した者の身体」とは，脳幹を含む全脳の機能が不可逆的に停止するに至ったと判定された者の身体をいう.（この法律のなかに脳波に関する記述はない.）
・平成 21（2009）年 7 月 17 日に法改正が公布され，平成 22（2010）年 7 月 17 日に施行された. 主な改正点は，「家族の書面による承諾により，15 歳未満の方からの臓器提供が可

臓器の移植に関する法律

　　「脳死した者の身体」とは，脳幹を含む全脳の機能が不可逆的に停止するに至ったと判定された者の身体をいう. 注：脳波に関する記載なし.

臓器の移植に関する法律施行規則

　　脳幹を含む全脳の機能が不可逆的に停止するに至ったと判定されるための条件のなかに「平坦脳波」が含まれている. また，これらの条件の確認から少なくとも6時間（6歳未満の者にあっては，24時間）を経過したのちに再び確認されることが求められている.

「臓器の移植に関する法律」の運用に関する指針（ガイドライン）

　　脳死判定の個々の検査の手法に関しては，法的脳死判定マニュアル（研究班の平成22年度報告書）に準拠して行うこと.

法的脳死判定マニュアル

　　平坦脳波脳波活動の消失〔いわゆる平坦脳波（electrocerebral inactivity：ECI）〕の確認.

図 8-1　脳死判定脳波検査に関する法律内の記載

能になった」こと，および「親族に対する臓器の優先提供が
認められた」ことである.

2. 臓器の移植に関する法律施行規則

・この施行規則は，平成9（1997）年10月8日に公布され，
平成22（2010）年に改正された.
・脳幹を含む全脳の機能が不可逆的に停止するに至ったと判定
されるための条件のなかに「平坦脳波」が含まれている. ま
た，これらの条件の確認から少なくとも6時間（6歳未満の
者にあっては24時間）を経過したのちに再び確認されるこ
とが求められている.
・最終改正は令和元（2019）年6月28日である.

3.「臓器の移植に関する法律」の運用に関する指針（ガイドライン）

・このガイドラインは平成9（1997）年10月8日に制定され，
最終改定は平成29（2017）年12月26日である.
・脳死判定の個々の検査の手法に関して次のような記載がある.
「法的脳死判定マニュアル（研究班の平成22年度報告書）に
準拠して行うこと.」

4. 法的脳死判定マニュアル(平成22年度報告書)[1]

・このマニュアルの「法的脳死判定の実際」のなかに，脳波活
動の消失〔いわゆる平坦脳波（electrocerebral inactivity：
ECI）〕の確認という項目があり，ここに脳波検査の基本条
件が定められている. 以上より，脳死判定脳波検査を行う際
に最も大切なことは，ECIの確認である.

文献
1）厚生労働科学研究費補助金厚生労働科学特別研究事業「脳死判定基準
のマニュアル化に関する研究班：法的脳死判定マニュアル（平成22
年度報告書）

（唐澤秀治）

脳死判定脳波検査

2—検査法

脳死判定を目的とした脳波検査

　近年ではペーパーレスのデジタル脳波計が広く普及している. ここではデジタル脳波計を使用した手順を示す.

(1) 事前準備
①マニュアル
・公益社団法人日本臓器移植ネットワークのホームページ[1] より「法的脳死判定マニュアル」,「臓器提供施設マニュアル」,「脳死臓器移植に関する検証資料フォーマット」を入手する.
・法的脳死判定時の脳波検査マニュアルは, 各施設にあった形で作成しておく. 法的脳死判定マニュアルや日本神経生理検査研究会ホームページ[2] にもマニュアル例が掲載されているので参考にするとよい.

②脳波計の準備
・標準脳波記録とは記録条件が異なるため, 法的脳死判定用のプリセットを作成しておくとトラブルが少なく便利である.
・機器の故障も想定し, 法的脳死判定ができる脳波計を複数台準備しておくことが望ましい.

(2) 脳波検査の基本条件
①第1回目法的脳死判定および第2回目法的脳死判定は同じ基準で行う.
②導出法：少なくとも4誘導の同時記録を基準電極導出および双極導出で行う.
③電極装着
・10-20法による電極配置を用いる.
・電極の取りつけ位置は, 大脳を広くカバーする意味から, Fp1, Fp2, C3, C4, O1, O2, T3, T4, A1, A2などとする. 乳幼児では電極間距離を確保するため, 必要に応じて電極数を減らしてもよい.
・外傷や手術創がある場合は電極を多少ずらすことはやむを得

ない.

・接触抵抗は 2 kΩ 以下にする.

④心電図および頭部外モニタの同時記録

・心電図記録は必須.

・6～7 cm 間隔で手背に置いた電極から電気現象を記録する.（手背の小さい乳幼児は除く）

⑤呼吸曲線記録が望ましい，可能であれば眼球運動，オトガイ筋電図も記録する.

⑥電極間距離：各電極の電極間距離は 7 cm 以上（乳児では 5 cm 以上）が望ましい.

⑦フィルタ設定およびサンプリング周波数

・ローカットフィルタ：0.53 Hz（時定数 0.3 秒）とする.

・ハイカットフィルタ：30 Hz 以上とする.

・交流遮断フィルタ：必要に応じて使用する.

・サンプリング周波数：500 Hz 以上とする.

⑧測定時間：全体で 30 分以上の連続記録を行う.

⑨脳波の感度：標準感度 10 μV/mm（またはこれよりも高い感度）に加え，高感度 2.5 μV/mm（またはこれよりも高い感度）の記録を脳波検査中に必ず行う（図 8-2，8-3）.

⑩検査中の刺激

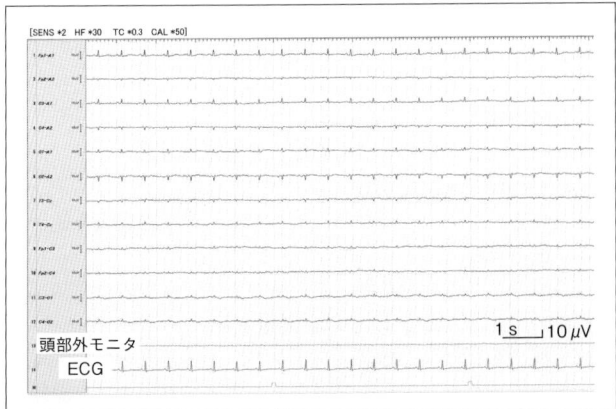

図 8-2 51 歳の女性. くも膜下出血. 第 2 回目法的脳死判定の脳波. 5 倍感度にすると，心電図の R 波が混入する.

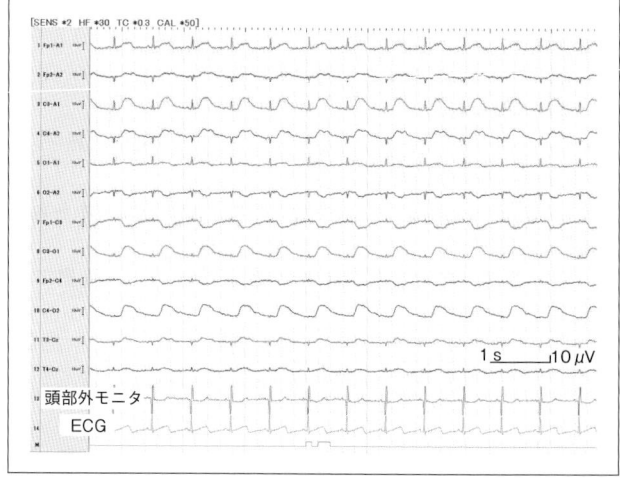

図 8-3 2歳 10 カ月の女児．異物誤飲，蘇生後脳症．発症 5 日目の脳波．5 倍感度にすると，心電図の R 波のみならず T 波もきれいに混入してくる．（石郷景子先生よりご提供）

・呼名：1 回につき，左耳・右耳それぞれ 3 回ずつ，大声で行う．
・顔面への疼痛刺激：滅菌針，あるいは滅菌した安全ピンなどで顔面皮膚を刺激する，あるいは眼窩切痕部を強く圧迫する．

(3) 注意事項

記録前または記録中に以下の項目を確認する．
・脳波計の時刻を確認する．
・各電極をペン先などで触り，アーチファクトの混入を確認する（図 8-4）．
・リファレンス電極を基準とした誘導を，頭皮上の全電極部位について少なくとも 10 秒以上記録する．
・校正波形を記録し，感度，フィルタ，表示速度を確認する．
・記録中に繰り返しアーチファクトが混入する場合は，記録を一時中断し原因を除去する．その際に記録時間が 30 分以内にならないようにする．

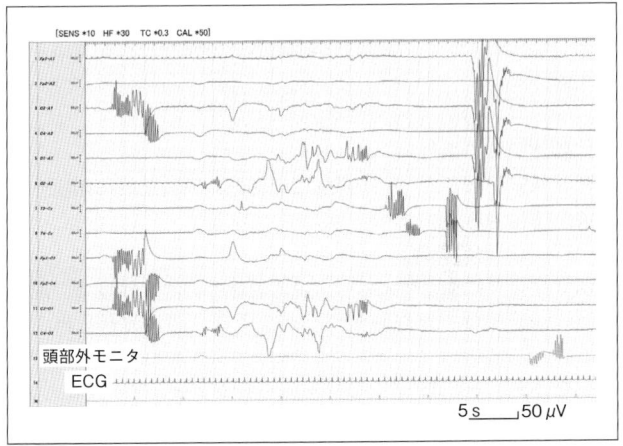

図 8-4 電極を触り，目的の誘導にアーチファクトが記録されているか確認する．

*全体を表示させるため，表示時間を変更している．

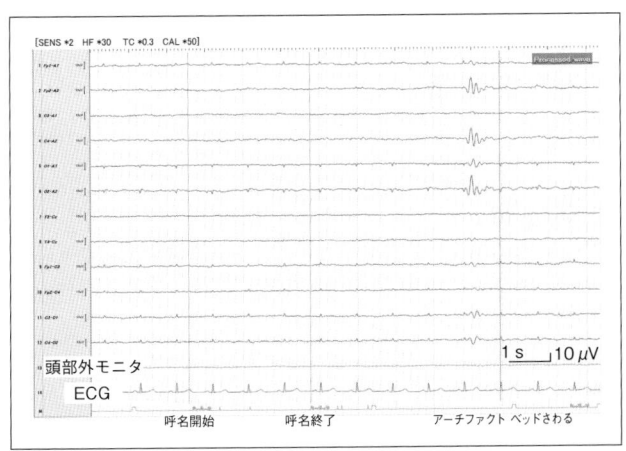

図 8-5 イベントやアーチファクトにイベントマークを入れる

・高感度記録を行う前にも校正波形を記録し，機器設定を確認する．
・アーチファクトや刺激はイベントマークに割り当て，リアルタイムで入力できるようにする（**図 8-5**）．

113

(4) 判定の中止

測定中，明らかな脳波活動が認められた場合は脳死判定を中止する．

(5) 脳波記録の添付

脳死判定記録書に，電子媒体に記録した脳波と紙に印刷した脳波を添付する．

〔プリンタ出力の条件〕
・別プリンタにより従来のペン書き記録と同等の精度で，記録時の設定条件や記録時刻がわかるように脳波波形を出力する．
・少なくとも 600 dpi 以上の分解能をもつプリンタが望ましい．
・プリントアウトした脳波記録は脳波測定の連続性がわかるように，脳波測定時とプリントアウトした波形のモンタージュや設定は同じにする．
・ディスプレイ画面上で ECI の判定を行ったとしても，紙に出力して記録する．

(6) 聴性脳幹反応

聴性脳幹反応を行いⅡ波以降の消失を確認するように努める．

(7) 判定間隔

第 1 回目の脳死判定が終了した時点から 6 歳以上では 6 時間以上，6 歳未満では 24 時間以上経過した時点で第 2 回目の脳死判定を開始する．

文献

1) 公益社団法人日本臓器移植ネットワークホームページ（https://www.jotnw.or.jp/）参照日 2020.5.11
2) 日本神経生理検査研究会ホームページ（http://jsgn.umin.jp/）参照日 2020.5.11

（杉山邦男）

誘発電位検査編

誘発電位検査

1—総　論

　誘発電位とは，神経細胞，感覚受容器，神経線維を光や音，電気などで刺激することにより，刺激点とは異なる部位で記録される活動電位の総称である．広義には中枢における脳誘発電位や脊髄誘発電位，末梢の知覚神経活動電位，複合筋活動電位などすべてがこれに含まれるが，現在は主に聴性脳幹反応（auditory brainstem response：ABR），体性感覚誘発電位（somatosensory evoked potential：SEP），視覚誘発電位（visual evoked potential：VEP）などの脳誘発電位と，脊髄誘発電位の意として使われる[1,2]．ここではこれらの誘発電位の概要を解説する．

1. 聴性脳幹反応：ABR

　音刺激による誘発電位，聴覚誘発電位 AEP のうち，末梢から脳幹由来である初期の成分を主に記録したものが ABR である．Ⅰ～Ⅴ（Ⅵ，Ⅶ）波まで記録され，それぞれ蝸牛神経（末梢），蝸牛神経核（延髄上部），上オリーブ核（橋下部），外側毛帯（橋上部），下丘（中脳），内側膝状体（視床），聴皮質に対応しているとされている（図 9-1）．すなわち聴覚情報の伝達が特にⅡ～Ⅴ波の間である脳幹部で障害されているか否かをみる検査である．

　刺激音はクリック音が一般的で，ヘッドホンやイヤホンで刺激する．それぞれ誘発された成分の潜時を計測して，誘発されているか，また遅れがないかなど観察する．VEP と比較して細かい成分の記録も可能であるため，Ⅰ-ⅢやⅢ-Ⅴ，Ⅰ-Ⅴの頂点間潜時も判断の対象となる．聴覚障害がある場合，鼓膜や末梢神経の異常では，Ⅰ波の誘発も不良となる．しかし，Ⅰ波は良好に記録されているにもかかわらず，Ⅱ波以降が誘発されなかったり遅延したりしている場合は脳幹部の問題であり，予後不良で生命にかかわることもある．

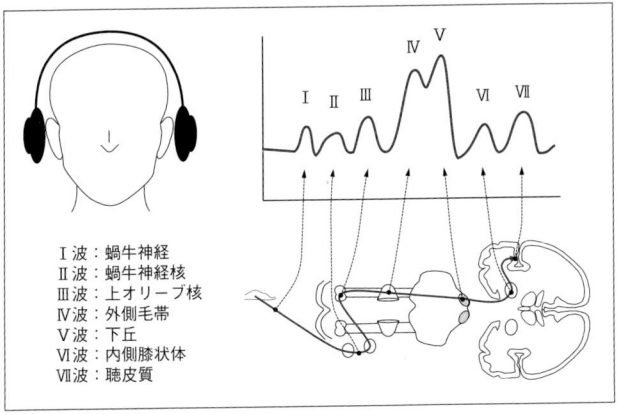

Ⅰ波：蝸牛神経
Ⅱ波：蝸牛神経核
Ⅲ波：上オリーブ核
Ⅳ波：外側毛帯
Ⅴ波：下丘
Ⅵ波：内側膝状体
Ⅶ波：聴皮質

図 9-1 聴覚誘発電位（聴性脳幹反応）

2. 体性感覚誘発電位：SEP

SEP は，末梢神経電気刺激後，一定の時間をおいて大脳皮質の体性感覚野にて記録される電位である．この電位は大脳皮質における初期反応から，それに引き続き起こる反応であるが，導出方法によっては脳幹やそれより下位で発生する成分も確認できる．多くの施設では，皮質に至るまでの障害のより詳細な評価のために以下のように導出している．

上肢刺激の場合，刺激と同側の鎖骨上窩（Erb 点），第 5 頸椎棘突起上（C5S），刺激と対側の上肢感覚中枢（上肢体性感覚野：CPc）の 3 カ所で導出し，下肢では第 12 胸椎棘突起上（Th12S），C5S，および下肢体性感覚野（CPz）にて記録し，判定に用いるとよい（**図 9-2, 9-3**）．

上下肢とも電気刺激後に，それに反応して記録される成分潜時を計測する．また，各成分の間の時間（頂点間潜時）も計算し遅延がないかどうかも確認する．すなわち，時間の遅延がある部位に障害が存在すると判定できることになる．同様に，誘発されるべき成分が確認できなければ，それより末梢側での障害が疑われる（**図 9-4**）．臨床において手足にしびれなどの神経症状を訴える患者のスクリーニングには，先にあげた記録点ではほぼ十分である．

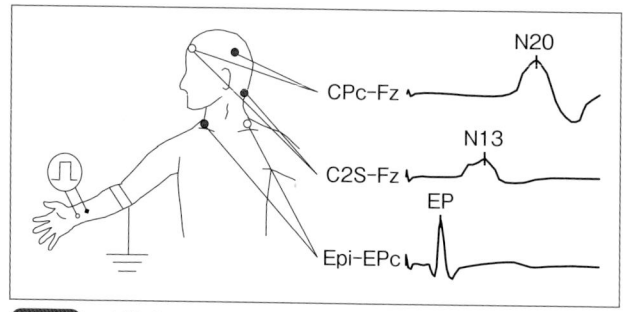

図 9-2 上肢 SEP

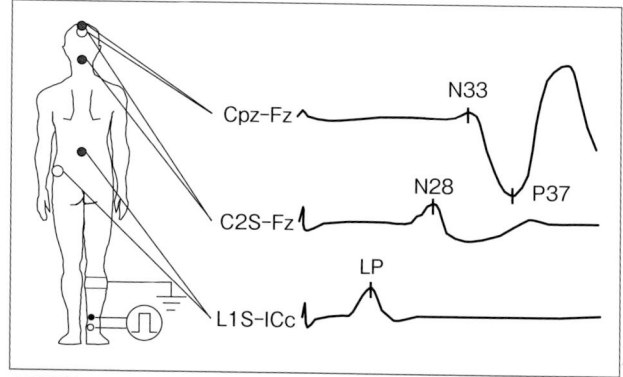

図 9-3 下肢 SEP

　しかし，さらに詳細な分析が必要な場合は，目的にあわせて追加，変更も必要となる．

記録条件設定と応用例

　SEP 記録の条件設定は，目的別・用途別に設定されるべきである．その際，できるだけ専門学会の指針案[3] などに沿った形で設定する．やむを得ず変更した項目については，各施設における独自の判定基準を設ける必要がある．検査対象が頸部周辺の変形性病変では，皮質電位は初期成分のみ確認できれば十分であり，短潜時成分の解析が重要であるため，分析時間は短くても問題ない．一方で，神経内科的疾患などの場合では，皮質電位の後期成分の分析が必要な場合もあり，比較的長い分析

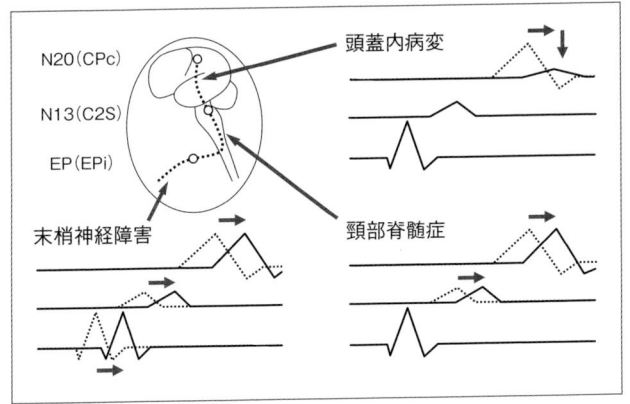

図9-4 SEPによる障害部位の推定

（図内ラベル）
N20（CPc）
N13（C2S）
EP（EPi）
頭蓋内病変
末梢神経障害
頸部脊髄症

時間で施行することが多い.

3. 視覚誘発電位：VEP

物体から眼球内に進んだ光線は水晶体の逆転像形成をもたらす屈折作用を受けたのちに，眼球の神経層，すなわち網膜にぶつかる．網膜には光受容性の桿体細胞や錐体細胞を含む何種類かのニューロンの層状配列がみられる．各々の眼に耳側と鼻側の両視野が存在するが，水晶体の像逆転作用のために耳側視野は網膜の鼻側半に投射され，鼻側視野は網膜の耳側半に投射される.

眼球内の視神経細胞から伸びた軸索は，視神経のなかを後方に向かって走り，視神経交叉のところでは鼻側半網膜からの軸索が交叉し，耳側半網膜からの軸索と合流して視索を形成する．視索のなかをさらに後方に走る軸索は，やがて外側膝状体に達し，ここで次のニューロンへの信号伝達がシナプスを介し行われる（図9-5a）.

外側膝状体から始まるニューロンの軸索は，外側膝状体の第3～6層の小細胞層から始まる．視放線を形成しつつ大脳表面にしだいに近づき，後頭極の視覚領皮質に達して終わる．視覚領皮質は後頭極より始まり，楔部と舌状回（二者の境が鳥距溝）にかけての広がりを示す．左右の眼球の左視野情報が右の

誘発電位検査

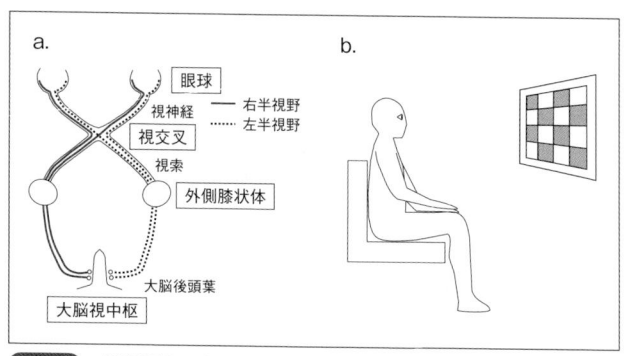

図 9-5 視覚誘発電位（パターンリバーサル）

後頭葉皮質に伝わり皮質成分（P100）として記録される.

　刺激には単純な光（フラッシュ）刺激と, 白黒の格子縞模様のパターンリバーサル刺激がある. 前者は誘発される VEP が不安定なことが多いため, パターンリバーサル刺激が多く用いられている. 被検者は照明を落とした部屋で, 座位での記録が基本となる（**図 9-5b**）. 両眼・片眼, 全視野・左右どちらか半視野で刺激し判定する. SEP と比較して伝達距離が短いため, 詳細な障害部位を特定することは困難であるが, **図 9-5a** に示したように複雑な伝導路を通過するため, 視野欠損や単眼または両眼の視力低下についてより客観的な評価をすることが可能である.

4. 臨床における活用

　臨床において SEP は, 特に神経内科, 整形外科領域で大変有用性の高い検査として定着している. 実際は各種神経伝導検査（NCS）や磁気刺激による運動誘発電位（MEP）と併用し, しびれなど感覚障害のみではなく運動神経疾患や, ヒステリーによる運動障害の鑑別などにも用いられる.

　一方, VEP や ABR は, 疾患の詳細な分析は困難であるが,「見えづらい」,「見えない」,「聞こえづらい」,「聞こえない」といった訴えに対し, より客観的に判定できる検査として利用されている. 誘発電位検査は, 非侵襲的にさまざまな神経の伝達障害を検索することができる.

しかし，いまだに検査に習熟したスタッフが少ないのが現状であり，加えて検査に長時間を要する．必要な検査と患者の負担のバランスが，今後重要になってくると思われる．常に安定した結果を出すことで，一般での利用がさらに増加すると考えられる．

文献

1) 中西孝雄：誘発電位－臨床応用への歴史－．CLINICAL NEUROSCIENCE, 5：868-870, 1987.
2) 寺尾章：体性感覚誘発電位の臨床応用．CLINICAL NEUROSCIENCE, 5：876-880, 1987.
3) 日本脳波・筋電図学会　誘発電位の正常値に関する小委員会：誘発電位測定指針案（1997年改訂），短潜時体性感覚誘発電位（SSEPs）．脳波と筋電図, 26：192-194, 1998.

（片山雅史）

誘発電位検査

2—聴性脳幹反応（ABR）

1. 測定方法

聴性脳幹反応（auditory brainstem response：ABR）における電極の装着方法は以下のとおりである（**表9-1**）.

なお，正中中心部に装着できないときには前頭極（vertrex）などに装着する．ABR は遠隔電場電位のため，正中線であれば電位の導出が可能である.

表9-1 電極の装着部位

	（−）	（＋）
1 CH	A1（ひだり耳朶または乳様突起）	Cz（正中中心部）
2 CH	A2（みぎ耳朶または乳様突起）	Cz（正中中心部）
シグナルアース	FPz	

2. 測定条件

測定条件は以下のとおりである（**表9-2**）.

表9-2 測定条件

感度	10〜20 μV/div
Low cut filter	10〜100 Hz
High cut filter	1.5〜3 KHz
分析時間	10 ms（新生児 12〜15 ms）
加算回数	1,000〜2,000 回

3. 刺激条件

刺激の条件は以下のとおりである（**表9-3**）.

表 9-3　刺激条件

刺激音	クリック（広く一般的）他にはトーンバースト・トーンピップ クリック…最も明瞭な波形が得られる 2,000〜4,000 Hz の聴力レベルに相当 刺激は位相の交互刺激である alternate 刺激
刺激音強度	神経検査…通常の聴力レベルの場合は 80〜90 dBnHL 脳死判定 105 dBnHL（機器の最大音圧で） 耳鼻科検査…10〜90 dBnHL（90 dB から 10 dB ごとに音圧 を下げていく）
刺激頻度	10 Hz 前後
マスキング	-30〜-40 dB

nHL：純音聴力検査と同じ音レベル，一般的に nHL が使われる

4. 正常波形

・神経学的検査

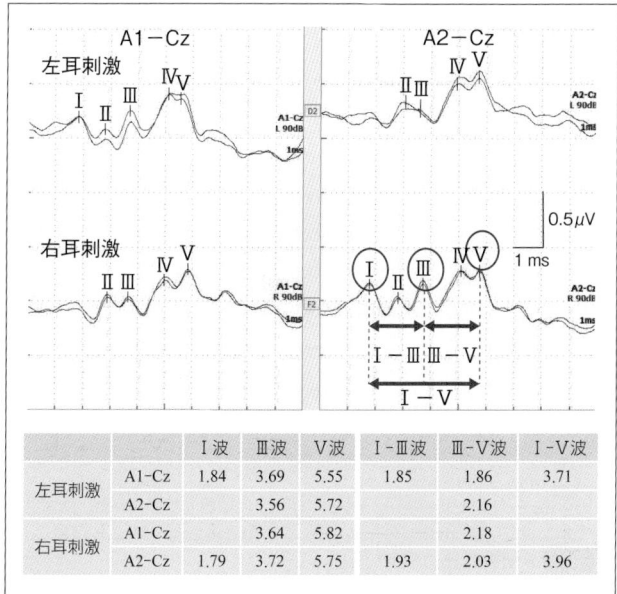

		I 波	III 波	V 波	I−III 波	III−V 波	I−V 波
左耳刺激	A1−Cz	1.84	3.69	5.55	1.85	1.86	3.71
	A2−Cz		3.56	5.72		2.16	
右耳刺激	A1−Cz		3.64	5.82		2.18	
	A2−Cz	1.79	3.72	5.75	1.93	2.03	3.96

図 9-6　健常波形の一例　上段左耳刺激・下段右耳刺激

誘発電位検査

〔波形評価のパラメータ〕

　主に次の頂点潜時と頂点間潜時が評価のポイントとなる．

　頂点潜時：Ⅰ波・Ⅲ波・Ⅴ波．頂点間潜時：Ⅰ〜Ⅲ・Ⅲ〜Ⅴ・Ⅰ〜Ⅴ波（**表9-4**）．

表 9-4　基準値の一例

	Ⅰ波	Ⅲ波	Ⅴ波	Ⅰ-Ⅲ波	Ⅲ-Ⅴ波	Ⅰ-Ⅴ波
基準値例	1.6±0.1	3.8±0.1	5.6±0.2	2.2±0.1	1.9±0.1	4.1±0.2

5. 臨床的意義

・耳鼻科検査：他覚的聴力検査（**図9-7**）・機能性難聴・詐聴など．

・神経学的検査：聴神経腫瘍（**図9-8**）・脳幹機能評価・術中モニタリングなど．

6. 症　例

症例1　他覚的聴力検査

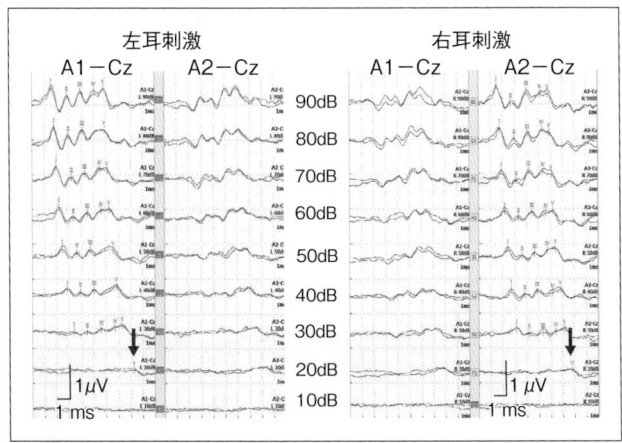

図 9-7　他覚的聴力検査

[所　見]

　10歳女児．突然の左耳痛と左耳の難聴を自覚．聴力検査で左耳の聴力低下を認めたが，会話の受け答えや生活環境を考慮

し，機能性難聴を疑い精査．両刺激ともに 20 dB まで V 波（図中矢印）を認める．

2 カ月後の再検査でも同様の結果であったため機能性難聴の診断となった．他覚的聴力検査では，10 dB ごとに音圧を下げていき V 波が消失するまでを確認する．音圧が小さくなり波形の有無が明瞭ではないときは必ずダブルもしくはトリプルトレースで確認する．また，刺激対側にも波形がみられるようなら「V 波あり」の目安となる．

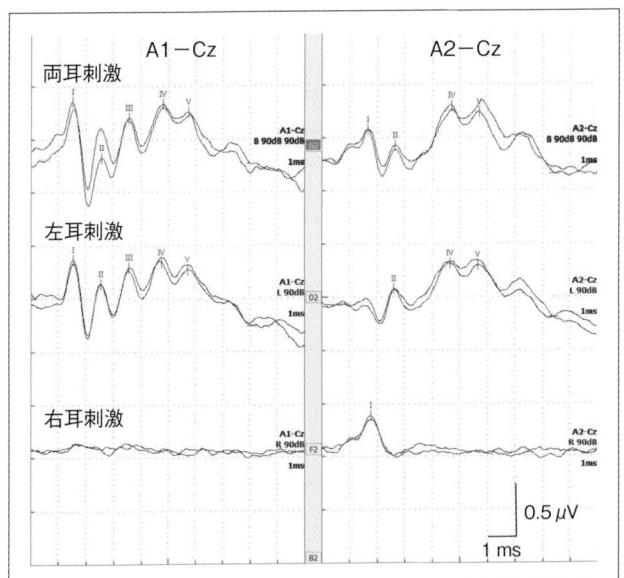

図 9-8　神経学的検査：右聴神経腫瘍

［所　見］

26 歳の女性．90 dBnHL 両側，左，右側を刺激．右耳聞こえづらさ自覚により MRI 施行．右小脳橋角部に腫瘍あり．右耳刺激では，右側は Ｉ波以降の波形が消失，左側は波形がみられない．

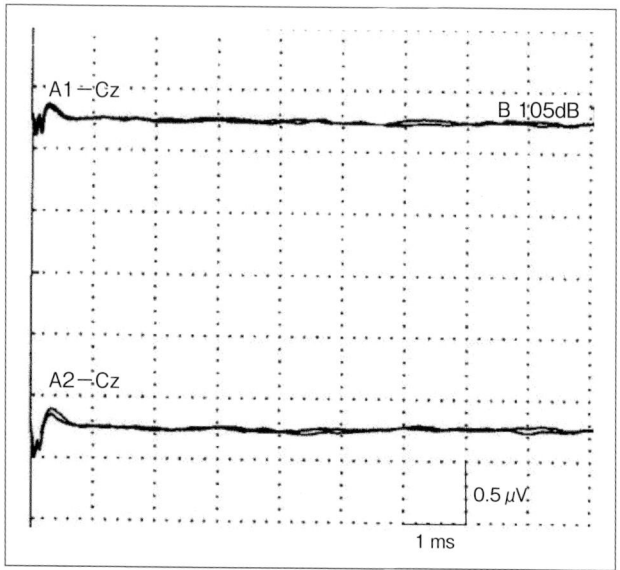

図 9-9　神経学的検査：電気的無活動状態（electrocerebral inactivity：ECI）

[所　見]

　54 歳の女性. 最大音圧 105 dBnHL にて両側刺激. 両側ともに電位が得られなかった.

　さらに確認するには 20 ms まで波形を確認するとよい.

7.　測定時のポイント

・ABR の振幅は約 0.5 μV で非常に小さな電位であるため, 電極接触抵抗は 5 KΩ 以下（脳死判定時は 2 KΩ 以下）に確実に下げる.

・筋電図の混入は再現性を低下させる. 検査はベッドに横になるまたは安楽椅子で行う.

・ヘッドホンの音漏れを防ぐため, しっかり耳を覆い装着する.

・可能であれば睡眠状態のほうがよい.

- 乳幼児では睡眠剤が必要になったり，脳幹機能評価の際に筋緊張を伴う患者では，筋弛緩剤が必要になったりする．ただし筋弛緩剤の使用は波形の有無を確認したいときに医師の指示がある場合に限る．
- 中耳炎ではⅠ波の潜時延長がみられるが，Ⅰ-Ⅲ，Ⅰ-Ⅴ波などの頂点間潜時は延長しない．
- 35℃以下の低体温では振幅は低下し頂点潜時は延長する．
- 他覚的聴力検査でのクリック音は 2,000〜4,000 Hz の音域のため，低音障害型難聴の有無は評価できない．

参考文献
1) 日本臨床衛生検査技師会（監修）：神経生理検査技術教本．じほう，2015，pp118-123.
2) 日本臨床神経生理学会（編集）：誘発電位測定マニュアル 2019．診断と治療社，2019，pp30-33.
3) NEC 三栄：ABR ポケット知識　聴性脳幹反応入門．NEC 三栄，1988.

（木崎直人）

誘発電位検査

●コラム：ABR 検査におけるマスキングについて

ABR の片側刺激の場合には，純音聴力検査と同様に刺激耳からの骨導の影響を受け，刺激対側に陰影反応（shadow response）が生じる．この現象を防ぐために刺激対側には雑音を負荷する必要がある．雑音としては可聴域のすべての周波数で同じ強度となるホワイトノイズが用いられる．次の場合にはノイズの音圧によっても陰影反応が出現しやすく，注意が必要である．①左右の聴覚閾値に一定以上の差がある場合，②刺激音圧が大きい場合（ヘッドホンから漏れた刺激音も対側に伝わりやすい），③刺激音圧が小さい場合（ノイズの音圧によってはオーバーマスキングになる）．以上を考慮して，一般的には刺激音圧より 30〜40 dB 低いホワイトノイズを用いる．検査に先立ち，音圧の小さいノイズを検査者みずからがヘッドホンに耳をあて確認することが大切である．　　　　（三浦祥子）

3—体性感覚誘発電位（SEP）

体性感覚誘発電位（somatosensory evoked potentials：SEP）は，末梢神経から大脳皮質に至る感覚路の機能評価として利用され，現在の臨床応用の中心は短潜時体性感覚誘発電位（SSEP）である．

1. 刺激方法

- **部位**：〔上肢〕正中神経（必要に応じて尺骨神経）手関節部
  〔下肢〕脛骨神経足関節部
  *陰極（−）を中枢側，陽極（+）を末梢側，接地電極〔E〕を陰極のさらに中枢側に設置する（**図 9-10**）．
- **強度**：「当該筋に軽い収縮が起こる程度」[1]とされているが，上肢では感覚神経活動電位（SNAP）の最大振幅，下肢では足趾全体が底屈する強度の 20％程度増を指標にするとよい．
- **頻度**：〔上肢〕4.9 Hz，4.1 Hz など，〔下肢〕2.9 Hz，2.1 Hz など．
- **持続時間**：0.1〜0.2 ms

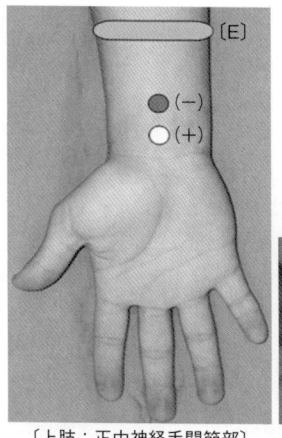

〔上肢：正中神経手関節部〕

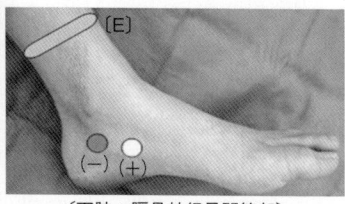

〔下肢：脛骨神経足関節部〕

〔E〕：接地電極

図 9-10 上・下肢の刺激部位

2. 導出電極設置部位（図9-11）

〔上肢〕

・**頭部**：CP（10-20法の中心部と頭頂部の中間点）あるいは
Shagass点（10-20法の中心正中部の2cm後方，7cm
外側），Fz（10-20法の前頭正中部）

・**頸部**：C5S（第5頸椎棘突起）あるいはC6S（第6頸椎棘突
起）

・**鎖骨上窩**：EP（Erb点）

 *第2頸椎棘突起（C2S），前頸部（AN），耳朶（A），頭部外
基準電極（NC）として肩峰突起（AP）を用いる場合もある．

〔下肢〕

・**頭部**：CPz（10-20法の中心正中部と頭頂正中部の中間点）
あるいはCz'（10-20法の中心正中部の2cm後方），
Fpz（10-20法の前頭極正中部）

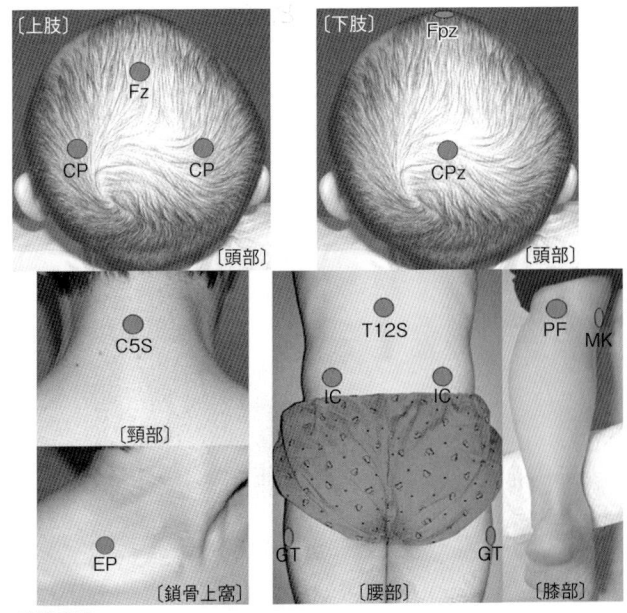

図9-11 上・下肢の導出部位

誘発電位検査

129

・**腰部**：T12S（第12胸椎棘突起），IC（腸骨稜），GT（大腿骨大転子）

・**膝部**：PF（膝窩部），MK（膝部内側）

*第2頸椎棘突起（C2S）や10-20法の中心部（C）を用いる場合もある.

3. モンタージュ（montage）

　頭部外基準電極導出が基本[2]であるが，症状，検査目的に応じて変更が必要となる．理想的には，高振幅で明瞭な電位が容易かつ安定的に導出可能な誘導である[3]．上肢および下肢の4チャンネル・モンタージュの一例（**表9-5**）と健常波形の一例（**図9-12**）を示す．上肢刺激では，頭部導出にてN20，N18，P14，P13，P11，P9，頸部導出にてN9，N11，N13，Erb点導出にてN9（Ep）などが導出される．ただし，頭部基準電極にて頸部より導出されるN13は，頸部由来と頭部由来の起源が異なる電位により構成されていることを認識しておく必要がある．下肢刺激では，頭部導出にてP37，腰部導出にてN21，P15，膝窩部導出にてN8などが導出される．

表9-5 上・下肢4チャンネル・モンタージュの一例

〔上肢〕	(−)	(+)	〔下肢〕	(−)	(+)
1 ch	CPc	A+	1 ch	Cz'	Fpz
2 ch	Fz	NC	2 ch	T12S	ICc
3 ch	C6S	Fz	3 ch	ICc	GTi
4 ch	EPi	EPc	4 ch	PFi	MKi

A+：耳朶連結，c：刺激対側，i：刺激同側

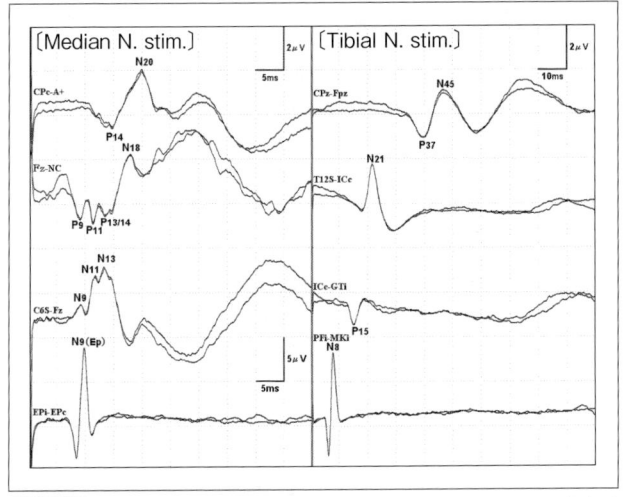

図9-12 上・下肢の4チャンネル・モンタージュによる健常波形
の一例（28歳，男性，177 cm）

4. 記録条件

・周波数帯域：5〜3,000 Hz（2,000 Hz）
　　　　＊Hum-filter は使用しない．
・分析時間：〔上肢〕50 ms，〔下肢〕100 ms
・加算回数：500〜1,000 回程度が目安となる．
・記録回数：2 回以上（重畳して再現性を確認）．

5. 電位波形の評価

　基本的に各電位の潜時と振幅を計測する．潜時の計測は，通
常，頂点を用いるが，上肢刺激では立ち上がり点のほうが安定
性は高いとの報告もある[4]．また，各電位の潜時差も有用であ
り，上肢では N13 と N20，下肢では N21 と P37 の潜時差は，
中枢伝導時間（CCT）として利用される．さらに，健側との比
較も重要である．

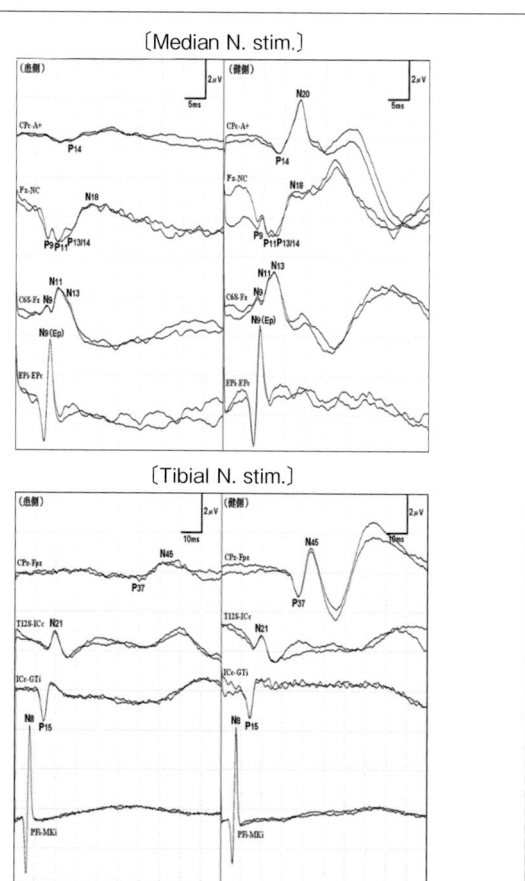

図 9-13 脳出血&脊柱管狭窄症例 (60 歳, 男性, 160 cm)

上肢刺激 (Median N. stim.) では, 両側ともに N9(Ep), N9, P9, N11, P11 は識別可能であるが, 健側に比べ患側で N13, P13/14, P14 は低振幅で不明瞭である. さらに, 患側では N18 の識別は可能であるが, N20 は不明瞭である.

下肢刺激 (Tibial N. stim.) では, 両側ともに N8, P15, N21 は識別可能であるが, 患側では P37 に著明な潜時の延長と振幅の低下が認められる.

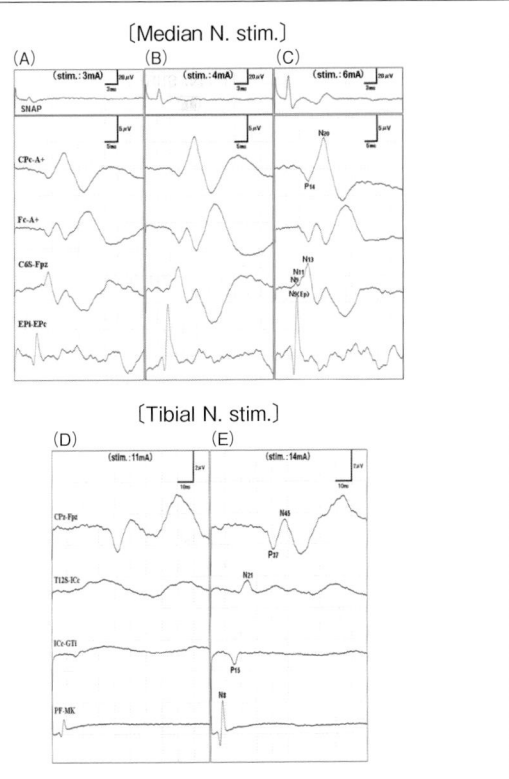

図 9-14 刺激強度による上・下肢 SSEP の波形変化の一例（健常例）

　正中神経刺激（Median N. stim., 45歳, 男性, 174 cm）による上肢 SSEP では, 刺激強度が不十分で示指導出の SNAP が低振幅の場合, 頸部導出の N9 は識別不能, N11 は不明瞭, N13 は低振幅, N9(Ep), P14, N20 は識別可能であるが, 低振幅で潜時は延長傾向にある（A）. 刺激強度の上昇による SNAP の振幅増大に伴い, N9(Ep), P14, N20 の振幅は増大傾向, 潜時は短縮傾向となり, 頸部導出の N9, N11 も識別可能となる（B）. 十分な刺激強度により SNAP が最大振幅になると, 頸部導出の電位は明瞭となり, 導出されるすべての電位は最大振幅, 最短潜時となる（C）.

　脛骨神経刺激（Tibial N. stim., 67歳, 男性, 167 cm）による下肢 SSEP では, 弱い刺激強度であっても, 頭部導出の P37 は識別可能であるが, 潜時は延長傾向にあり, 膝窩部導出の N8, 腰部導出の P15 は低振幅, N21 は不明瞭である（D）. 十分な刺激強度であれば, 各電位は明瞭となり, 最大振幅, 最短潜時となる（E）.

6. 注意点

　検査前には，検査方法の説明とともに，被検者情報および皮膚温の確認は大切である．技術的には，刺激手技が重要な要因の1つであり，不十分な手技は検査の信頼性を低下させることになる（**図9-14**）．適切な刺激とは，目的の神経をできるだけ低い電流で十分に興奮させることが可能な位置と強度である．接触抵抗は，原則，5kΩ以下とし，必要に応じて皮膚前処理剤を使用する．検査中は，筋電図や体動等に伴うアーチファクトの混入を防ぐことが重要であり，眠らせることが最も有効である．また，pause や reject，continuous stim. などの機能が有効な場合もある．

文献

1) 柿木隆介，柴崎浩・他：誘発電位測定指針案（1997年改訂）：〈3〉短潜時体性感覚誘発電位（SSEPs），脳波筋電図，25：8-10，1997.
2) 山内孝治：神経生理検査 up to date（3）体性感覚誘発電位，臨床病理 67：7，752-763，2019.
3) 山内孝治：体性感覚誘発電位－電位成分とモンタージュ－，MJT(7)，じほう，2011.
4) Sonoo M, Kobayashi M, Genba-Shimizu K, et al : Detailed analysis of the latencies of median nerve somatosensory evoked potential components : 1. selection of the best standard parameters and the establishment of the normal value. Electroencephalogr Clin Neurophysiol 100 : 319-331, 1996.

（山内孝治）

4—視覚誘発電位（VEP）

1. 電極装着

・視覚誘発電位（visual evoked potential：VEP）における電極の装着部位は以下の通りである（**図9-15, 表9-6, 7**）

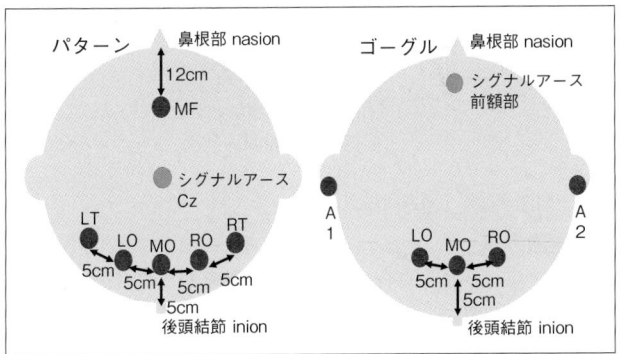

図9-15　パターンリバーサルとゴーグル刺激の電極位置

表9-6　パターンリバーサルでの電極装着部位[3]

	（−）	（＋）
1 CH	左側頭部（LT）：MOより10 cm左側	MF：鼻根部から12 cm上
2 CH	左後頭部（LO）：MOより5 cm左側	MF：鼻根部から12 cm上
3 CH	後頭結節から5 cm上	MF：鼻根部から12 cm上
4 CH	右後頭部（RO）：MOより5 cm右側	MF：鼻根部から12 cm上
5 CH	右側頭部（RT）：MOより10 cm右側	MF：鼻根部から12 cm上
E	シグナルアース：Cz	

・ゴーグル刺激，フラッシュ刺激：LEDゴーグルまたはキセノンランプを用いた刺激（**表9-7**）

表9-7　ゴーグル刺激での電極装着部位

	（−）	（＋）
1 CH	左後頭部（LO）：MOより5 cm左側	両耳朶連結：A1＋A2
2 CH	正中後頭部（MO）：後頭結節から5 cm上	両耳朶連結：A1＋A2
3 CH	右後頭部（RO）：MOより5 cm右側	両耳朶連結：A1＋A2
E	シグナルアース：前額部	

誘発電位検査

2. 測定条件（表9-8）

測定条件は以下の通りである.

表 9-8　測定条件

感度	10〜50 μV/div
Low cut filter	0.2〜1.0 Hz
High cut filter	200〜300 Hz
分析時間	250〜300 ms
加算回数	100 回前後
刺激頻度	1 Hz

※刺激頻度が 3.5 Hz 以上になると stedy-state 型 VEP となる.

3. 刺激条件（図9-16）

(1) 刺激方法

パターンリバーサル：特定の形と大きさをもった白黒格子模様
を開眼注視刺激
ゴーグル刺激：LED ゴーグルやキセノンランプを用いた刺激

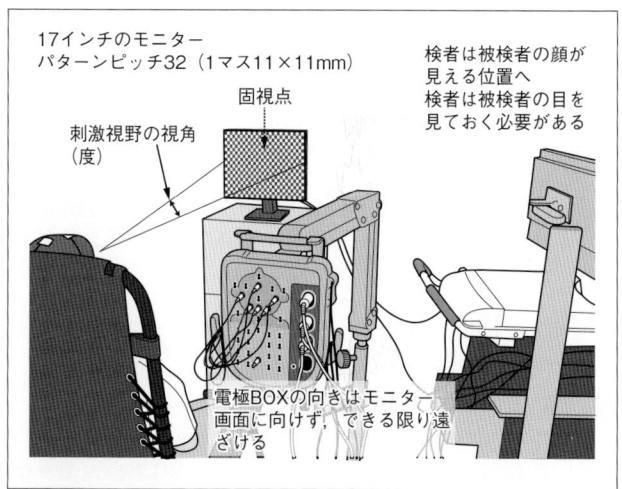

17インチのモニター
パターンピッチ32（1マス11×11mm）
固視点
刺激視野の視角
（度）

検者は被検者の顔が
見える位置へ
検者は被検者の目を
見ておく必要がある

電極BOXの向きはモニター
画面に向けず、できる限り遠
ざける

図 9-16　検査室配置の一例
全視野刺激：パターンピッチ 32　被検者とモニター間距離 120 cm
刺激視野角 16°　格子の視角 30 分

(2) 視野角と格子の視角

刺激視野角（度）：57.3×モニター画面の横幅（cm）÷テレビモ
ニターと被検者間距離（cm）

全視野刺激では 10〜20°が望ましい．（17 イ
ンチモニター−横幅：35 cm）

格子の視角（分）：刺激視野角（分）÷パターンピッチ（1°＝60
分）

全視野刺激では 30 分，半視野刺激では 30
または 60 分

基本はパターンピッチ 32 がよい．白黒模様
の境がはっきりしないときはパターンピッ
チ 16 へ．

4. 正常波形

正常波形は以下の通りである．

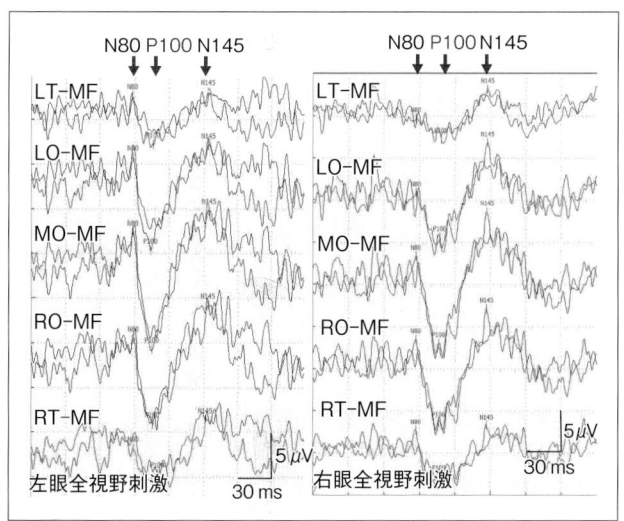

図 9-17 全視野刺激（パターンリバーサル Transient 型）

判　読

　左右の刺激で潜時差波形の形状に差はみられない．また左右
の刺激とも，MO を中心として対称的に N80（N75）・100・
N145 の 3 相の波形が導出される．N80（N75）・P100 は明瞭に
導出されることが多く，P100 の潜時が指標となる．

	N80（N75）	P100
基準値例	81.9±20 ms	102.6±20 ms

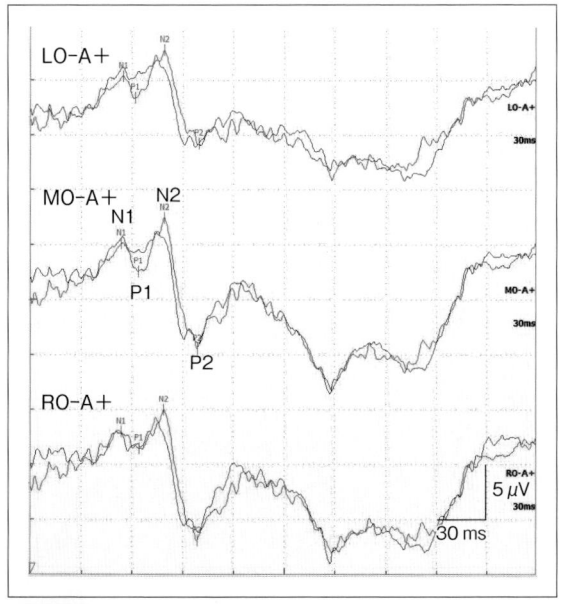

図 9-18　ゴーグル刺激

　200 ms 以内に 5〜7 個の陰性・陽性のピークをもつ波形が導
出される．ゴーグル刺激は網膜内で光が散乱するため個人差が
大きく潜時に基準値はない．波形の表示は導出された陰・陽性
のピークに N1・P1…など順番にマークをしていく．

5. 判　読

・パターンリバーサル

　P100 の潜時が基準値より約 20 ms を超えて，左右刺激にお

いて導出された波形に明らかな左右差が存在するときが異常の
目安となる．振幅は個人差が大きいが，左右の振幅比が50％
以上の差がある．

・**ゴーグル刺激**：左右刺激において導出された波形に明らかに
左右差があるとき異常とする．

6. 臨床的意義

・**全視野パターンリバーサル**
　視神経病変〔多発性硬化症，視神経炎などの脱髄（**図9-19**）〕
　視交叉部病変（下垂体腫瘍）
　眼科的視力障害の補助

・**半視野パターンリバーサル**
　視交叉部病変（両耳側半盲），視交叉後病変（同名半盲）

・**ゴーグル刺激**
　視神経病変，眼科的視力障害の補助（画面を固視できない場
　合），術中モニタリング

7. 症 例

症例1　多発性硬化症，視神経炎

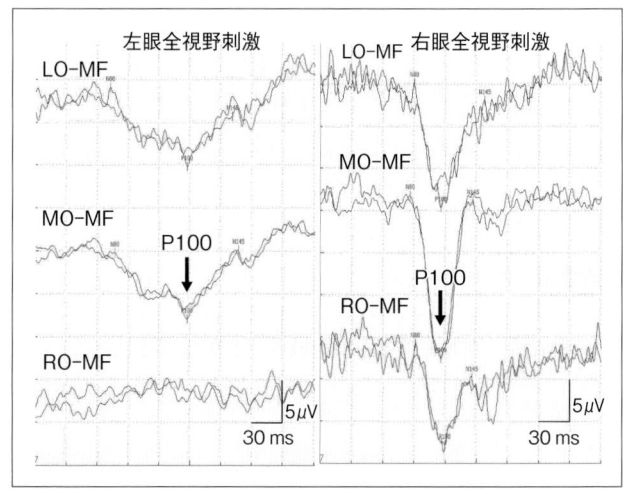

図9-19　多発性硬化症，視神経炎

51歳の女性. 視野は右眼外側に視野欠損あり，左眼は全体が白っぽくなっている.

判　読

　MO での P100 潜時，左眼刺激 147.9 ms・右眼刺激 116.1 ms. 左眼刺激では潜時の明らかな延長がみられ，右後頭部からは電位が得られなかった. 左眼での視神経炎が顕著であり，電位がみられない部分は視野外側に異常がある可能性が推測できるが，精査するには半視野刺激を追加する必要がある.

症例 2　鞍上部腫瘍

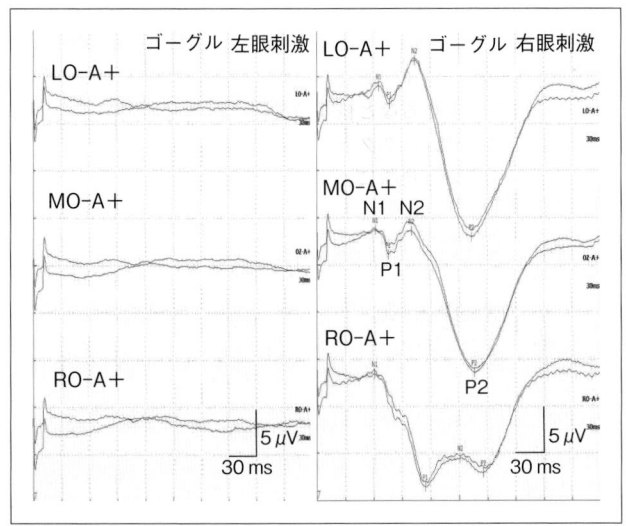

図 9-20　鞍上部腫瘍

80歳の女性. 左眼の急速な視力低下，左眼はほぼ見えない.

判　読

　左眼ゴーグル刺激では電位が得られず，右眼と比較し明らかな左右差がみられる（**図 9-20**）.

8. 測定時のポイント

・被検者にはしっかり画面上中心部分の固視点を見るように伝える.

・眠気, よそ見は禁物なので, 頭はなるべく動かさないように伝える.

・筋電図アーチファクトの混入を防ぐためリクライニングチェアなどを使用する.

・加齢とともに潜時は延長し, 60歳以降は顕著に延長することに留意する.

・VEPは被検者にとって難しい検査である. 被検者自身は眠気を訴えていなくても暗室で1点を凝視することになるので眠気に襲われることがある. 食後を避けるなど検査施行時間を工夫したり, 声かけや休憩を挟んだりしつつ, できる限り短時間で終わらせるなど被検者に配慮する.

・普段から眼鏡やコンタクトをしているようなら装着してもらう. 散瞳は医師の判断によるので一般的な検査では難しいことが多い.

・記録電極の正確な装着と, 接触抵抗を確実に下げて, 電極間に差が出ないようにする.

・人為的な記録不良を起こさないために, 電極BOXを極力モニター画面から離す.

参考文献

1) 黒岩義之, 園生雅弘：臨床誘発電位ハンドブック. pp52-62, 中外医学社, 1998.
2) 日本臨床衛生検査技師会（監修）：神経生理検査技術教本. pp129-134, じほう, 2015.
3) 日本臨床神経生理学会（編集）：誘発電位測定マニュアル2019. pp12-17, 診断と治療社, 2019.
4) NEC三栄：VEPポケット知識 聴性脳幹反応入門. NEC三栄, 1993.

（木崎直人）

誘発電位検査

5―事象関連電位

視覚や聴覚を用いた課題遂行中の脳波を刺激提示時点の一定の基準にそろえて加算平均すると，刺激や課題によって時間的に同期（time-locked）された電位が得られる．この電位は極性や潜時，あるいは頭皮上分布などによっていくつかの成分に分けられ，これらを総称して事象関連電位（event-related potential：ERP）と呼ぶ．ERP は内因性 ERP と外因性 ERP に分類され，内因性 ERP は 100 ms 以上に出現する長潜時成分であり，被検者の認知機能に深く関与し，高次脳機能である能動的な神経活動を反映している．

ここでは，内因性 ERP である P300 と随伴陰性電位（contingent negative variation：CNV）について述べる．

・P300

異なるいくつかの感覚刺激（聴覚刺激，視覚刺激，体性感覚刺激など）に対し標的刺激となる刺激のみに注意を向け，認知させるという課題を施行し，標的刺激と標準刺激（非標的刺激）に出現する波形を比較すると，標的刺激にのみ 300〜400 ms の陽性波として出現する（**図 9-21**）．

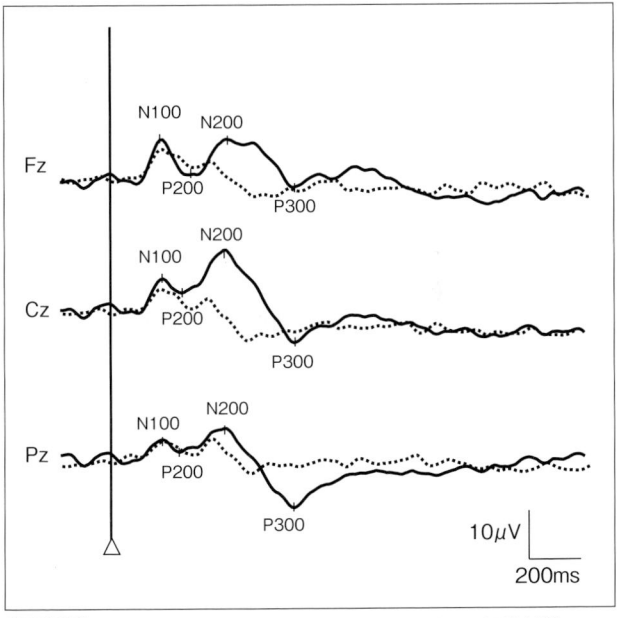

図 9-21 P300 の正常波形（実線：標的刺激　点線：標準刺激）

N100, P200 はすべての刺激に対し認識しただけで出現する. N200, P300 は注意や弁別を要求した課題に対する能動的注意によって誘発される.

1. 測定条件

(1) 装置条件

測定感度（sensitivity）　　　　　: 50 μV/DIV
高域フィルタ（high cut filter）: 30 Hz
低域フィルタ（low cut filter）: 0.05 Hz
分析時間　　　　　　　　　　: 1,000 ms
加算回数　　　　　　　　　　: 30〜40 回

(2) 記録条件

標的刺激（target stimulus）提示確率　0.1〜0.2
標準刺激（rare stimulus）　提示確率　0.8〜0.9
（聴覚刺激の例　標的刺激：1,000 Hz 純音　標準刺激：

2,000 Hz 純音）

持続時間	50〜150 ms
音圧	60〜80 dB SPL
提示順序	ランダム
頻度	0.5 Hz

(3) 電極および記録部位

銀-塩化銀電極を使用し，電極間インピーダンス（抵抗）は 5 KΩ 以下にする．

導出電極：Fz，Cz，Pz（国際 10-20 法による）

基準電極：両側耳朶　または乳様突起

接地電極：前額部（Fpz）

Electrooculogram（EOG）：（眼窩上縁と眼窩下縁）

(4) 基線・計測

基線：惹起刺激提示前 100〜200 ms 区間の脳波平均振幅を用いる．

設定区間内（250〜450 ms）の最大振幅および頂点潜時を測定する．

2. 測定方法

(1) オドボール課題

2 種類の感覚刺激を 2:8 程度の比率でランダムに提示し，標的刺激となる低頻度刺激の数を数えさせる計数課題や，標的課題に対し，すばやくボタンを押させる弁別反応課題などが用いられている．

(2) 加算回数

標的刺激，標準刺激に対する波形を別々に加算する．測定は休憩を挟みながら数ブロックに分けて行い，それらの総加算波形から各成分の振幅・潜時を計測する．EOG などのアーチファクトが出現した施行は除外する．

(3) 教示方法

・課題や施行方法に対して十分な理解と協力を得る．

・課題遂行中に出現するアーチファクト（体動，まばたき）を抑制するよう教示する．

- 眼前に注視点を設定し，眼球運動の抑制を指示する．
- 眠気や疲労度に注意し，必要に応じて適度の休憩を挟みながら行う．

3. 正常値

　P300 は年齢による影響が大きく，ピーク潜時は年齢とともに短縮し，15～16 歳で最短縮潜時となる．しかし，その後は加齢とともに徐々に潜時が延長する．

4. P300 の臨床応用

　P300 はさまざまな疾患に伴って発生する認知機能障害を反映しており，振幅低下や潜時の延長を生じる．

・随伴陰性電動（CNV）

　CNV（contingent negative variant）は，予告刺激（S1）と命令刺激（S2）の間に記録される緩除な陰性電位である．予告刺激と命令刺激を一定の刺激間間隔（inter-stimulus interval：ISI）で提示し，命令刺激後にボタン押しなどの運動を行う課題で前頭中心部優位に出現する（図9-22）．予告，命令という一対の刺激によってのみ出現するこの電位は，認知，注意，期待，準備といった高次脳機能を反映すると考えられている．

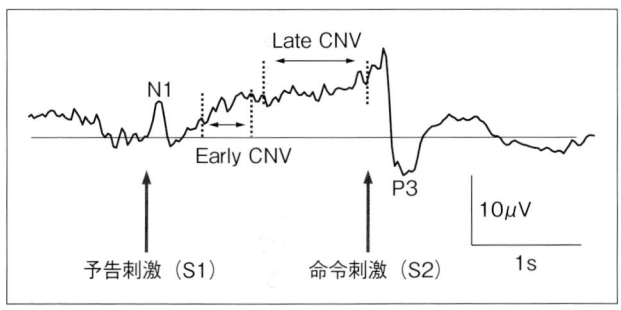

図 9-22 CNV の正常波形

　前期 CNV は予告刺激（S1）のあと 500～1,000 ms，後期 CNV は命令刺激（S2）の前 1,000 ms に緩徐な電位として出現する．

1. 測定条件

(1) 装置条件

測定感度（sensitivity） : 30〜50 μV/DIV
高域フィルタ（high cut filter）: 30 Hz
低域フィルタ（low cut filter）: 0.01〜0.05 Hz
分析時間 : 5 sec
加算回数 : 20〜30 回

(2) 記録条件

刺激頻度 0.1〜0.2 Hz
刺激種類（予告刺激（S1）と命令刺激（S2）を一定間隔で提示）

- ・聴覚刺激　音圧 60〜80 dB SPL（例：S1 1,000 Hz, S2 2,000 Hz）
- ・視覚刺激　ディスプレイで視覚指標を提示する（例：S1 と S2 で色や図形を変える）.
- ・S1 に聴覚刺激, S2 に視覚刺激（例：S1 1,000 Hz 音刺激 S2 フラッシュ刺激）

いずれの課題も応答用のボタンを押すことで S2 刺激が終結する.
S1-S2 間隔：2〜3 sec

(3) 電極および記録部位

銀-塩化銀電極を使用し, 電極間インピーダンス（抵抗）は 5 KΩ 以下にする.
導出電極：Fz, Cz, Pz, C3, C4（国際 10-20 法による）
基準電極：耳朶あるいは乳様突起
接地電極：前額部（Fpz）
Electrooculogram（EOG）：（眼窩上縁と眼窩下縁）

(4) 計測方法

基線：S1 前 0.2〜0.5 sec の脳波平均振幅を用いる.
計測は各出現期間の平均振幅または面積を求める.

2. 測定方法

(1) 予期的反応時間課題

予告刺激（S1）と命令刺激（S2）を一定間隔で提示し，命令刺激（S2）にすばやく反応するように被検者に指示する．反応はボタン押しや手指の伸展運動など簡単な動作で行う．被検者には開眼で一点を注視させ，眼球運動の抑制を指示する．

(2) CNV 波形の成分

初期 CNV：S1 刺激後，約 500～1,000 ms に前頭・中心部優位に出現する．

後期 CNV：S2 刺激前の 1,000 ms で，S2 提示時点に向かって漸増する緩除な陰性電位で，中心部優位に出現する．

(3) 年齢の影響

小児期は加齢とともに振幅が増大し，12 歳頃に成人の CNV へと変化する．一方，加齢に伴い徐々に CNV 振幅が低下し，老齢期には早期 CNV が消失する．

3. CNV の臨床応用

ジストニアや Parkinson 病などの大脳基底核疾患で CNV の振幅低下を認める．

・事象関連電位解析の注意点

ERP 波形は聴覚，視覚，触覚（体性感覚）などの感覚器を通して与えられた刺激に対する脳波の微妙な変化を，加算平均することにより増幅し解析したもので，多くの内因性成分が重畳しあって構成されている．したがって，波形の各成分とその発生源は 1 対 1 ではなく，1 つの波の振幅や潜時の変化が，重畳するどの内因成分の変化に由来するのか判断が難しい．また，内因性成分は，心理的条件によって刺激時点の time-locked が保障されないことや，出現時間のばらつき（ジッタリング）が生じるため加算波形が変化し，評価が難しい．さらに，課題を繰り返すうちに慣れが生じ，振幅が低下するため加算回数が制約され，脳波や眼球運動などの影響を受けやすい．

検査はこれら多くの問題点があることを念頭におきながら波形成分の同定や解析を行う必要がある．

(1) ERP に影響を及ぼす心理的要因
・被検者の課題遂行に対する理解や集中力
・課題を繰り返し行うことで生じる慣れ（波形が減衰する）
・疲労度

(2) ERP に影響を及ぼす生理的要因
・薬物，アルコール，たばこ，コーヒーなどの趣向品の影響
・日内変動の影響：そのときの気分，意欲など
・加齢の影響（age-matching は 10 年 1 単位）
・覚醒度：眠気により生じる振幅低下や潜時延長
・その他：聴力，視力，性格，知能レベル

参考文献

1) 日本臨床神経生理学会（編集）：事象関連電位（ERP），誘発電位測定
 マニュアル. pp71-86，診断と治療社，2019.
2) 松浦雅人：事象関連電位検査，臨床神経生理検査の実際. pp131-
 141，新興医学出版社，2007.
3) 加賀君孝・他：事象関連電位（ERP）の記録法 事象関連電位（ERP）
 マニュアル－P300 を中心に－. pp10-33 篠原出版，1995.
4) 丹羽真一・他：CNV 事象関連電位と神経情報科学の発展. 新興医学
 出版社，pp96-107，1997.
5) 日本臨床神経生理学会：誘発電位測定指針（1997 改訂），1997.

（長田美智子）

6―自律神経

　自律神経機能の評価は，生理学的検査としての方法のほか
に，自律神経作動薬や遮断薬の使用，心拍数・血圧の変動を観
察しながら，副交感・交感神経活動を分離定量する薬理学的な
方法などが実施されている[1]．ただし，この方法は，手技や侵
襲的な問題があり使用が制限されることがある．

　一方で，心電図による心拍変動解析や交感神経皮膚反応
（sympathetic skin response：SSR）は，自律神経反射機能を評価
する簡便な方法である．しかし，測定時の環境による変動が大
きいため，評価には細心の注意を要する[2]．

1. 測定方法

(1) 心拍変動解析

　「R-R 間隔検査」は，記録した心電図より心拍数変動を測定
することで自律神経の機能の障害を調べる検査である．健常人
でも，ある一定の幅で心拍は変動するが，自律神経に異常をき
たす疾患で，特に交感神経が異常に優位になる場合にはその幅
が減少する．

　検査は仰臥位安静状態で，四肢誘導のみ心電図を 10 分程度
記録して行う．分析は，一定時間における R-R 間隔の標準偏
差/平均値で求められる変動係数（CV）が副交感神経機能の評
価として用いられることが多い．

　交感・副交感神経両方の評価のためには，心拍変動スペクト
ル解析が必要で，この解析で 0.15～0.40 Hz の高周波帯領域
（high frequency：HF），0.04～0.15 Hz の低周波帯領域（low fre-
quency：LF）に分け，それぞれ副交感神経機能，交感神経機
能を表すとされる．高周波および低周波成分の比（LF/HF）が
交感神経活動の指標とするとよい（**図 9-23**）．測定時はいずれ
かの四肢誘導のみで，諸条件は心電図と同様でよい．

(2) 交感神経皮膚反応（SSR）

　心拍変動解析の交感神経の評価が間接的であるのに対し，直
接的に評価できるのが SSR である．SSR は，体性感覚を求心
性に上行して中枢神経内の反射中枢を介し，交感神経を遠心性

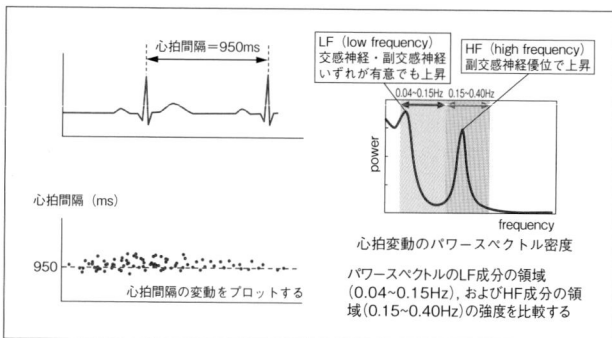

図 9-23 R-R 間隔でみる自律神経機能

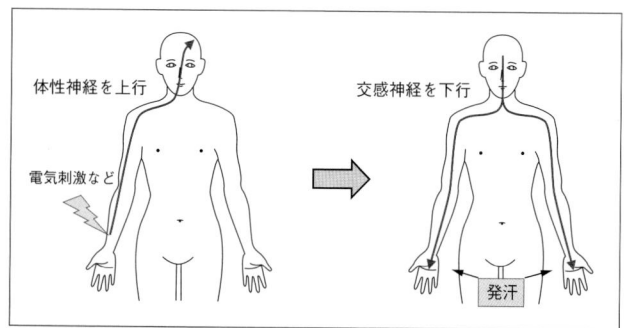

図 9-24 電気刺激による SSR の記録

に下行する反射波であり，交感神経系に障害を有する疾患に有
効とされる．刺激はほとんどの体性感覚刺激が利用可能で，検
査室では電気刺激や磁気刺激を用いることが多い.

電気刺激は，正中神経や脛骨神経，眼窩上神経などに用いら
れる．磁気刺激は，円形コイルを用いて第7頸椎上で，運動閾
値以下で刺激するのが一般的である．導出は，手背部を基準電
極として精神性発汗が最も観察される手掌部，および足背基準
で足底部にて記録する（**図 9-24**）．磁気刺激を用いた手掌部導
出 SSR は比較的安定して記録が可能で，その潜時は，1.03〜
1.77(s)，振幅は 0.68〜10.9 (mV) であり，加齢により振幅の
低下がみられる[3).

測定条件の一例

・刺激：電気刺激（手首部）または磁気刺激（頸部後方），いずれも被検者が多少驚く程度の強度が必要である．

・記録（基準）：手掌（手背）または足底（足背）で記録する．

・分析時間：10秒程度（波形の起始部が2秒弱，5秒程度反応が持続する）

　現時点でSSRは交感神経機能の定量的指標としての位置づけは困難であり，上記条件は確定ではなく，検査を進めながら微調整が必要だと考えられる．

2. 症　例

　自律神経障害を伴う疾患にSSRは広く適用されている．糖尿病では振幅の低下や潜時の延長を認める．また，脳卒中，脊髄損傷や多発性硬化症，脊髄小脳変性症および，Parkinson病など中枢神経疾患で，反応の消失や振幅の低下が報告されている[4-8]（図9-25）．

　SSRの電位変化は汗腺の活動を反映すると考えられているが，その精度や再現性は問題点が多い．疾患を評価する際は，以下に述べる条件などを加味しながら，潜時，振幅の変化や左右差などを指標として，総合的に判断する必要がある．

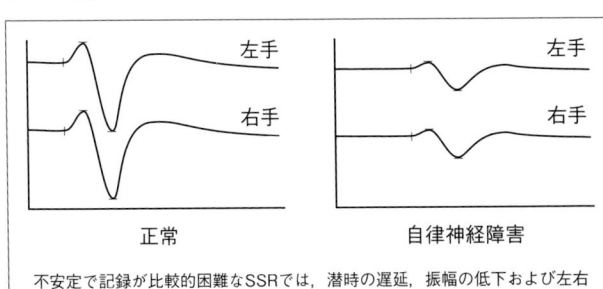

正常　　　　　　　　　　　　自律神経障害

不安定で記録が比較的困難なSSRでは，潜時の遅延，振幅の低下および左右差などで判定する．

図9-25　SSRの評価

誘発電位検査

3. 注意点

　自律神経の検査は，被検者の状態や検査環境の影響を大きく受ける．よっていくつか注意点がある．

・検査前 1〜2 時間は，食事やカフェインを含む刺激物の摂取を避け，前日から禁煙・禁酒することが望ましい.

・検査当日は激しい運動はせず安静にしておくようあらかじめ伝えておく.

・種々の常備薬を服用中の場合は，その影響を考慮する必要もある.

　しかし SSR の場合は，上記を遵守しても「habituation」と呼ばれる「慣れ」が生じる. 再現性など精度を確認するために複数回の刺激を繰り返すと，刺激に慣れることで，振幅が徐々に低下する現象である. これは中枢性の抑制，刺激により賦活される交感神経線維の影響，効果器である汗腺の疲労などが考えられている[9,10]. 刺激が電気の場合と比較すると，磁気刺激ではこの現象は小さいといわれている.

文献

1) 田中信行：新しい薬理学的自律神経機能検査. 自律神経；23：254-259, 1986.

2) 古島 健次：脳波・筋電図の臨床 冷負荷が磁気刺激 SSR に及ぼす影響. 臨床脳波；43：88-94, 2001.

3) Linden D, Weng Y, Glocker FX, Kretzschmar A, Diehl RR, Berlit P. Sympathetic skin responses evoked by magnetic stimulation of the neck : normative data. Muscle Nerve ;19 (11) : 1487-1489, 1996.

4) 綿引康公：Sympathetic skin response（SSR）の臨床応用に関する研究 第 2 報 糖尿病性末梢神経障害における交感神経無髄線維機能の定量的評価法の試み. 自律神経；24：557-565, 1987.

5) 猪飼哲夫, 宮野佐年：脳卒中患者の自律神経障害－SSR（交感神経皮膚反応）と心拍変動による評価－. リハ医学；36：658-668, 1999.

6) Yokota T, Matsunaga T, et al. Sympathetic skin response in patients with multiple sclerosis compared with patients with spinal cord transection and normal controls. Brain ; 114 (Pt 3) : 1381-1394, 1991.

7) 横田隆徳・他：小脳変性症における syrnpathetic skin response（SSR）と体温. 自律神経；30：67-71, 1993

8) 古島健次：パーキンソン病および糖尿病患者の交感神経皮膚反射（SSR）. 臨床脳波；38：467-471, 1996.

9) 吉良保彦・他：Sympathetic skin response（SSR）と慣れ. 臨床検査；(38)：1211-1214, 1994.

10) 小倉 卓：交感神経皮膚反応の慣れ現象. 臨床脳波；37：355-359, 1995.

（片山雅史）

7—磁気刺激

末梢神経を電気刺激して頸部や頭部で脳電位を記録する体性感覚誘発電位は，上行する体性感覚神経の機能検査で，運動系の評価とは異なる．したがって，中枢運動路（錐体路）を評価するためには，何らかの形で中枢神経刺激が必要となる．

1985年にBarkerらによって開発された磁気刺激装置を用いると，痛みを伴わずに刺激可能であるため，臨床検査法として急速に普及した[1]．運動野刺激により得られる誘発筋電図を「運動誘発電位（motor evoked potential：MEP）」と呼び，錐体路障害の検査に用いられている．

1. 測定方法

磁気刺激の各用途に応じたコイルを用いる．コイルは，①比較的広範囲の刺激に適した円形コイル，②到達深度は浅いが焦点性が高い8の字コイル（ダブルコイル），③到達深度が深く焦点性も高いダブルコーンコイルなどがある（**図9-26**）．磁気刺激装置はコンデンサに一定量充電が完了したのち，急激にコイル内に電流を流し，右ネジの法則により，磁力線を発生させる装置で，生体内では，磁力線によりコイルとは逆向きの渦電流が流れ，これが神経系を刺激する[1]．

大脳皮質上の機能分布において，上肢の運動野は中心前回の頭頂部からやや外耳孔よりの部分，下肢は大脳縦裂の溝の内側に位置する．運動野を効率よく刺激するためには，電流の向き

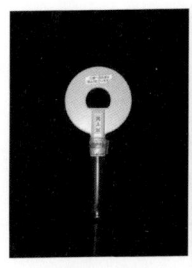
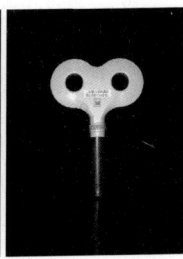
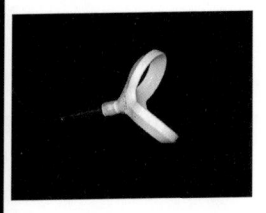

円形コイル　　　　8の字コイル　　　　ダブルコーンコイル

図9-26 磁気刺激で用いるコイル

誘発電位検査

153

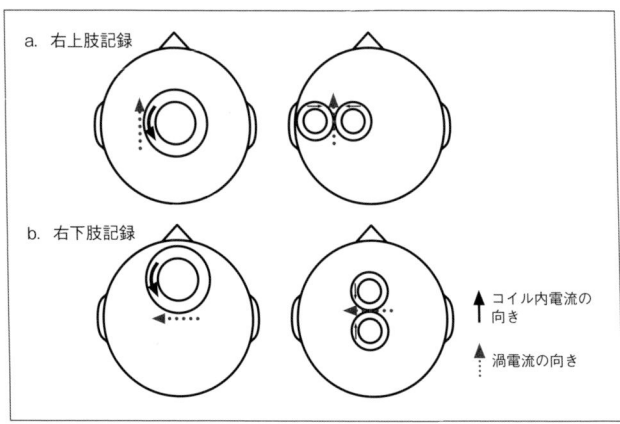

a. 右上肢記録

b. 右下肢記録

↑ コイル内電流の
向き

↑ 渦電流の向き

図 9-27 磁気刺激時のコイルの位置と向き

が重要で，上肢では後ろから前（**図 9-27a**），下肢では頭頂部において，刺激する運動野と反対側から同側に向けての刺激で（**図 9-27b**），最大振幅の MEP が得られるとされている[2]．実際には異なった向きでも刺激はされているのだが，臨床で潜時などを評価する場合は，上記の刺激法が最も利用されている．また経頭蓋磁気刺激の場合，標的筋を随意的に収縮させることによって，低閾値で高振幅の MEP が記録される．誘発が困難な症例ではこのような促通法が必要となる[3]．

2. 測定条件

・**刺激**：刺激位置およびコイルの向きは**図 9-27** 参照.
・**記録**：各対象筋で通常の CMAP 記録に同じ.
・**分析時間**：上肢 30〜50 ms，下肢 50 ms 以上.

3. 症　例

　記録された MEP は，その潜時や振幅を測定する．潜時の遅延は中枢または末梢運動神経の伝導障害を意味するが，振幅は健常人でも個人差が大きく，評価には細心の注意を要する．この他運動野刺激とは別に，末梢近位部刺激による MEP との潜時差から中枢運動神経伝導時間（central motor conduction time：CMCT）を計測し，特に錐体路の伝導障害を検索することも可

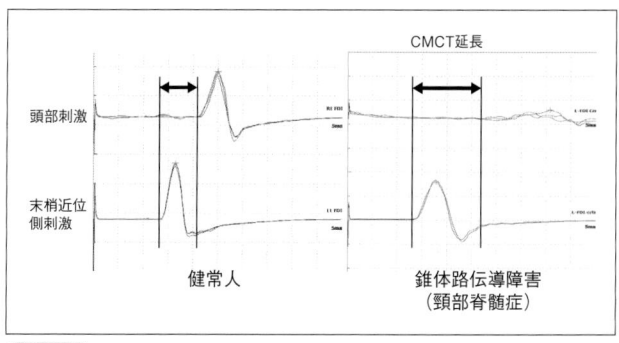

CMCT延長

頭部刺激

末梢近位
側刺激

健常人

錐体路伝導障害
（頸部脊髄症）

図 9-28 CMCT の判定

能である（**図 9-28**）．同様に F 波潜時から末梢運動神経の伝導
時間を算出し，運動野刺激 MEP 潜時から差し引くことで，よ
り正確な CMCT を求められる[4]．上記により運動障害の原因
が錐体路なのか二次運動ニューロンであるのかが判定できる．

4. 測定時のポイント

経頭蓋磁気刺激では，刺激が単発の場合と高頻度連続刺激で
は安全性の問題がやや異なる．高頻度連続刺激については，専
門学会も安全性に関する提言を出しており，倫理審査やイン
フォームドコンセントの重要性を唱っている．重篤な事故を防
ぐためにも一般の検査室で高頻度連続刺激が施行されることは
まれであると思われる．現在まで単発刺激や 2 連発刺激では重
篤な副作用の報告はないが，てんかんの既往者や磁性を有する
clip の装着，頸椎の高度変形性病変，心臓ペースメーカを装着
する者が被検者の場合，避けることが望ましいとされてい
る[5]．

近年では主に研究目的で，最大 50 Hz の頻度で磁気刺激が可
能な装置も開発されているが，通常のルーチン検査で用いるこ
とはまだ少ない．「検査室で施行することが多い単発刺激であ
れば安全性に問題ない」とされているものの，これまでの生理
検査と比較するとやや危険度が高い検査であるといえる．今後
医療従事者が単独で検査を施行する際は，起こりうる事故を極
力避ける努力をする必要がある．

誘発電位検査

文献

1) Barker AT, Jalinous R. et al : Non-invasive magnetic stimulation of human motor cortex. Lancet ; 1 (8437) : 1106-1107, 1985.
2) 木村　淳：磁気刺激のスタンダードな方法. 脳波と筋電図；22：218-219, 1994.
3) 松本英之：運動誘発電位（磁気刺激検査）入門. 第53回日本臨床神経生理学会技術講習会テキスト. pp45-50, 2016.
4) 松本英之：中枢運動伝導検査（CMCT, C-BST CT, BST-R CT, CCCT）. Clinical Neuroscience ; 34：79-81, 2016.
5) 脳刺激法に関する小委員会：磁気刺激の安全性に関するガイドライン（2019年版）. 臨床神経生理；47：126-130, 2019.

（片山雅史）

術中モニタリング

1—手術室に関すること

　頭頸部，脊髄，大血管などの手術で術後の合併症を防ぐために術中神経モニタリング（intraoperative neurophysiological monitoring：IOM）が行われている．

1. 運動誘発電位（motor evoked potential：MEP）

記録	電極	脳外：左右の短母指外転筋，母趾外転筋（ツイン針電極）
		整形（腰椎），心外（大血管）：左右の腸腰筋，大腿四頭筋，前脛骨筋，腓腹筋（ツイン針電極）
	設定	ハイカット 3 kHz，ローカット 10 Hz，分析時間 100 ms
刺激	電極	経頭蓋：C3', C4'（CS 電極，白質：白質線維（モノポーラプローブ），胸部（ニードル電極）
	設定	モノフェージック/バイフェージック，幅 0.05 ms（白質 0.2 ms），トレイン数 5 回，間隔 2 ms
		定電圧：運動閾値+5〜20 V（脳外），250〜500 V（整形，心外），白質 MEP：定電流（5〜20 mA）

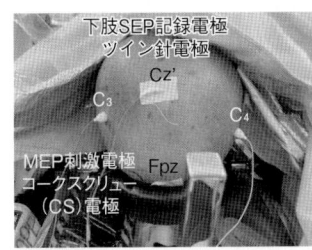
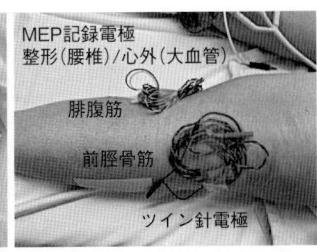

下肢SEP記録電極
ツイン針電極
Cz'
C3
C4
MEP刺激電極
コークスクリュー
（CS）電極
Fpz

MEP記録電極
整形（腰椎）/心外（大血管）
腓腹筋
前脛骨筋
ツイン針電極

図 10-1 MEP 刺激と下肢 SEP 記録電極（左），MEP 記録電極（右）

2. 体性感覚誘発電位（somatosensory evoked potential：SEP）

(1) 上肢 SEP

記録	電極	C3'/C4'（CS 電極），Fpz（シングル針電極）
	設定	ハイカット 2 kHz，ローカット 20 Hz，分析時間 50 ms
刺激	電極	左右の正中神経（ディスポーザブル電極）
	設定	定電流：20〜30 mA，幅 0.2 ms，頻度 5 Hz，加算 100 回

(2) 下肢 SEP

記録	電極	Cz'（ツイン針電極/CS 電極），Fpz（ツイン針電極/シングル針電極）
	設定	ハイカット 2 kHz，ローカット 20 Hz，分析時間 100 ms
刺激	電極	左右の後脛骨神経（ディスポーザブル電極）
	設定	定電流：30〜40 mA，幅 0.2 ms，頻度 5 Hz，加算 200 回

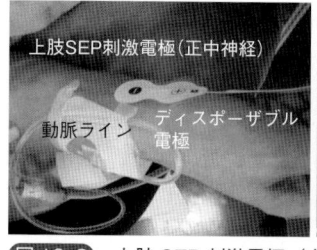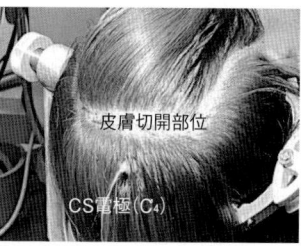

図 10-2 上肢 SEP 刺激電極（左），上肢 SEP 記録電極（右）

3. 聴性脳幹反応（auditory brainstem response：ABR） 蝸牛神経上の活動電位（compound nerve action potential：CNAP）

記録	電極	左右の耳朶（ツイン針電極/脳綿電極），Fz（シングル針電極）
	設定	ハイカット 1.5 kHz，ローカット 50 Hz，分析時間 20 ms
刺激	電極	左右の耳孔（イヤホン）
	設定	波形：クリック，幅 0.1 ms，音圧 80〜100 dB，頻度 10 Hz，加算 20〜1,000 回

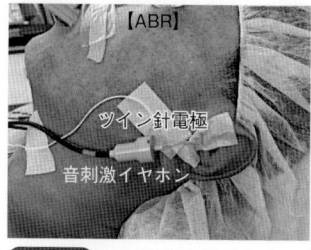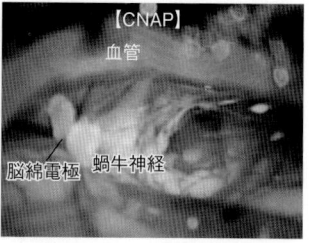

図 10-3 ABR 音刺激イヤホンと記録電極（左），頭蓋内 CNAP 記録電極（右）

4. 視覚誘発電位 （visual evoked potential：VEP）

記録	電極	LO, MO, RO（CS電極）, 両耳朶（ツイン針電極）, ERG（ディスポーザブル電極）
	設定	ハイカット 500 Hz, ローカット 10 Hz, 分析時間 200 ms
刺激	電極	左右の眼瞼（LEDパッド）
	設定	発光時間：50 ms, 照度 1,500～3,000 lx, 頻度 1 Hz, 加算 100 回

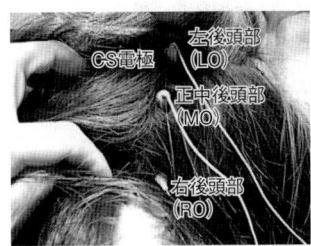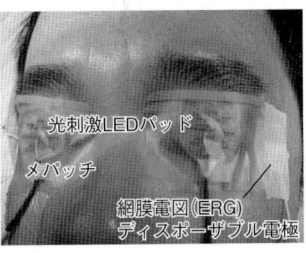

図 10-4 VEP 記録電極（左）, VEP 光刺激パッドと ERG 記録電極

　手術室で雑音（ノイズ）の混入を防ぐには，記録電極は可能な限り針電極（接触抵抗が低く，差も小さくなるためノイズが軽減）を使用し，電極のリード線を束ね，大電流の機器から電極ボックスを離すことが大切である．そして，SEP，ABR などの誘発電位のデジタル平均加算は，ノイズと同期しない周波数（○.○Hz などの小数点設定）にして行うとよい．

参考文献
1）川口昌彦，中瀬裕之（編）：術中神経モニタリングバイブル．第 1 版，羊土社，2014.

（高嶋浩一）

術中モニタリング

症例　前交通動脈（Acom）の動脈瘤クリッピング術における
　　　VEP 波形の経時的変化（図 10-5）

　両側前頭開頭の際，翻転した皮膚弁の過剰な牽引で発現する
視機能障害を察知する目的で，VEP の IOM を行っている．左
眼刺激 VEP は 2 度（a と b の赤点線枠内）平坦化がみられた
が，牽引を緩めることにより VEP は回復傾向を呈した．本症
例は VEP が平坦化した場合でも，ERG は出現していたことよ
り，網膜障害は起こっていないことが推測され，両眼とも術後
の視機能障害はみられなかった．

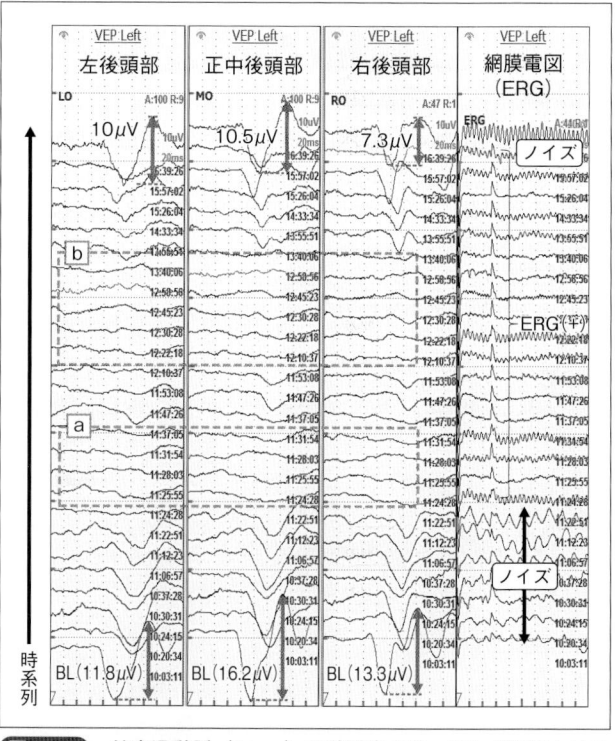

図 10-5　前交通動脈（Acom）の動脈瘤クリッピング術における
VEP 波形の経時的変化（左眼刺激）

ベースライン（BL）の左オトガイ筋の AMR の振幅は 249 μV であった．圧迫血管を処理して顔面神経から移動すると AMR の振幅は 101 μV と半減した．さらにゴアテックスを用いて血管全体を浮かせると AMR はほぼ消失した．一方，ベースラインの左耳 ABR のV波潜時は 7.1 ms であった．術中のV波潜時は最大 8.2 ms（1.1 ms の延長）となったので術者に報告し，操作を休止することで回復傾向がみられた．術後に左顔面痙攣は

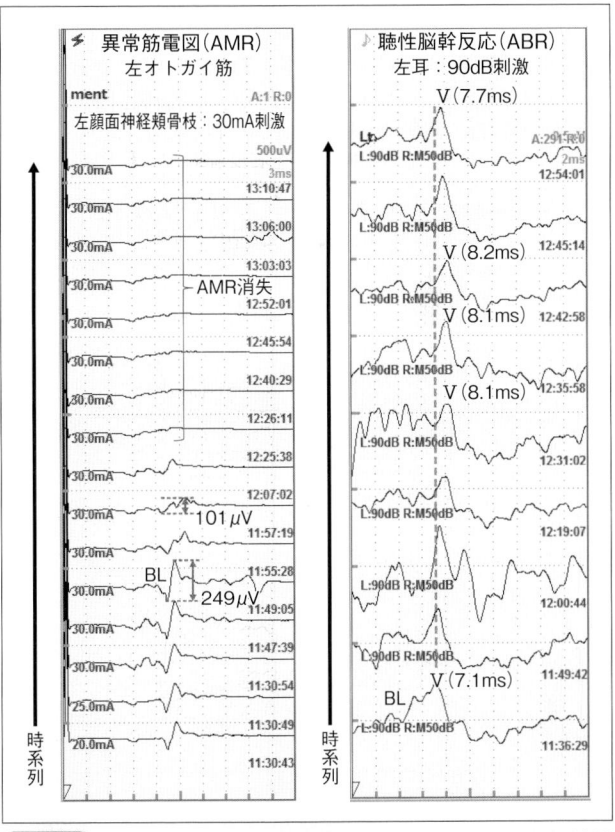

術中モニタリング

図 10-6　左顔面痙攣の微小血管減圧術における AMR，ABR 波形の経時的変化

消失し，左耳の聴力障害もみられなかった．

症例　腰部脊柱管狭窄症の後方侵入腰椎椎体間固定術（PLIF）における MEP，下肢 SEP 波形の経時的変化（図 10-7）

　整形外科の脊髄の手術では MEP の偽陽性例が多いため，マルチモダリティの IOM が推奨されている[1]．たとえば椎弓根スクリューを用いた固定術で，機械的な脊髄神経根への侵襲により Free-run EMG からの警告音が鳴った場合，MEP と下肢 SEP を確認するという手法である．本症例では椎弓切除からインプラント挿入にかけて左の大腿四頭筋と前脛骨筋の MEP 波形の消失（赤点線枠内 a, b）がみられたが，同時刻の左下肢刺激 SEP（緑矢印）の大きな変化はみられなかった．本症例は術後の運動，感覚障害は出現せず，術中の左の大腿四頭筋，前脛骨筋 MEP 波形の消失は，偽陽性という判定になった．

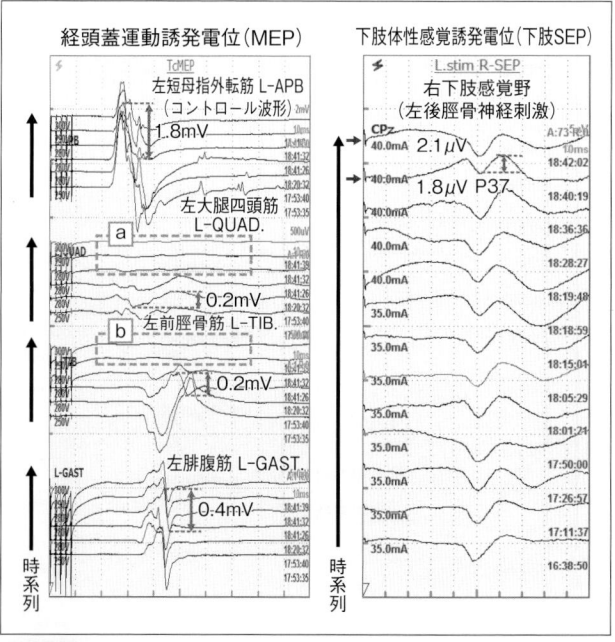

図 10-7　腰部脊柱管狭窄症の後方侵入腰椎椎体間固定術（PLIF）における MEP，下肢 SEP 波形の経時的変化

参考文献

1) 齋藤貴徳：脊椎疾患に対する術中モニタリングの現況と問題点. 臨床神経生理学, 44：149-159, 2016.

(高嶋浩一)

術中モニタリング

索　引

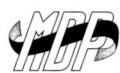

脳波・誘発電位検査ポケットマニュアル　　　ISBN978-4-263-26640-3

2021年8月10日　第1版第1刷発行

編　者　正　門　由　久
　　　　髙　橋　　　修
　　　　石　郷　景　子
発行者　白　石　泰　夫

発行所　医歯薬出版株式会社

〒113-8612　東京都文京区本駒込1-7-10
TEL.（03）5395-7628（編集）・7616（販売）
FAX.（03）5395-7609（編集）・8563（販売）
https://www.ishiyaku.co.jp/
郵便振替番号 00190-5-13816

乱丁，落丁の際はお取り替えいたします　　　印刷・あづま堂印刷／製本・愛千製本所